注射填充科学与艺术
——基于解剖与复位技术

主　编　〔韩〕洪基翁（Giwoong Hong）

〔韩〕欧颂敏（Seungmin Oh）

〔韩〕金峰彻（Bongcheol Kim）

〔韩〕李龙宇（Yongwoo Lee）

主　译　张亚洁　黄卫红　杨方亮　熊　师　杜建龙

主　审　吴晓军　陈光宇　李卫华

北京科学技术出版社

First published in English under the title: The Art and Science of Filler Injection: Based on Clinical Anatomy and the Pinch Technique by Giwoong Hong, Seungmin Oh, Bongcheol Kim and Yongwoo Lee, edition: 1 Copyright Springer Nature Singapore Pte Ltd., 2020*

This edition has been translated and published under licence from Springer Nature Singapore Pte Ltd..

Springer Nature Singapore Pte Ltd. takes no responsibility and shall not be madeliable for the accuracy of the translation.

施普林格·自然出版社新加坡公司不承担任何责任，也不对翻译的准确性负责。

著作权合同登记号　图字：01-2022-1337

图书在版编目（CIP）数据

注射填充科学与艺术：基于解剖与复位技术 / （韩）
洪基翁等主编；张亚洁等主译. — 北京：北京科学技
术出版社，2022.6
　　书名原文：The Art and Science of Filler
Injection：Based on Clinical Anatomy and the Pinch
Technique
　　ISBN 978-7-5714-2202-8

Ⅰ．①注… Ⅱ．①洪… ②张… Ⅲ．①面 – 整形外科
手术 Ⅳ．① R622

中国版本图书馆 CIP 数据核字（2022）第 042941 号

责任编辑：杨　帆		**网　　址**：www.bkydw.cn	
责任校对：贾　荣		**印　　刷**：北京捷迅佳彩印刷有限公司	
图文制作：北京永诚天地艺术设计有限公司		**开　　本**：889 mm × 1194 mm　1/16	
责任印制：吕　越		**字　　数**：272千字	
出 版 人：曾庆宇		**印　　张**：11.75	
出版发行：北京科学技术出版社		**版　　次**：2022年6月第1版	
社　　址：北京西直门南大街16号		**印　　次**：2022年6月第1次印刷	
邮政编码：100035		**ISBN** 978-7-5714-2202-8	
电　　话：0086-10-66135495（总编室）			
0086-10-66113227（发行部）			

定　　价：168.00元

译者名单

主　译

张亚洁　黄卫红　杨方亮　熊　师　杜建龙

副主译

韩宝三　马增林　汪济广　吕睿纮　杨高云

译　　者（按姓氏拼音排序）

杜建龙　保定蓝山整形医院
郭和嵘　上海芷妍医疗美容门诊部
韩　悦　西安市中心医院
韩宝三　上海交通大学医学院附属新华医院
黄卫红　武汉华美整形外科医院
李　冬　台州维多利亚医疗美容医院
李梦璇　成均馆大学（韩）
吕睿纮　中国台北晶致美学诊所
马增林　恩喜医疗健康产业集团
梅春霞　重庆晶肤医疗美容门诊部
潘　虹　武汉市第三医院
彭　腾　黑龙江艺星美容医院
孙泽东　吉林省延吉市艾尚丽格医学美容诊所
陶林帅　沈阳枫橡医疗美容诊所
汪济广　汪济广博士工作室
熊　师　上海曜影医疗美容外科
徐梦琼　上海易美医疗美容门诊部
许　鹏　琅梵医疗美容集团
杨方亮　常州九洲金东方医院
杨高云　北京友谊医院
余　谦　广东省江门市中心医院
张亚洁　中国人民解放军总医院第八医学中心

主编简介

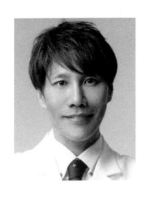

洪基翁（Giwoong Hong），M.D.，Ph.D.

- 整形外科执业医师，SAMSKIN 整形外科诊所所长，韩国中央大学医学中心整形外科临床教授
- 韩国整形外科学会会员
- 韩国整形美容学会会员
- 韩国腭裂颅面协会会员
- 韩国显微外科学会会员
- 韩国干细胞治疗协会会员
- 韩国微创整形外科学会科学委员会会员
- 高德美公司（韩国）顾问委员会成员
- N-FINDERS 公司顾问委员会成员
- Hugel 有限公司顾问委员会成员
- Chong Kun Dang 医药公司顾问委员会成员
- 瑞蓝填充剂全球重点医生
- 国际临床美学领袖学院院长
- 著作

Botulinum Toxin Clinical Usage（2019），Thread Lifting Clinical Usage（2019），Practical Guidelines for Effective and Safe Filler Procedures（2018），Clinical Anatomy for Filler & Toxin（2018），Filler.Toxin Practical Knowhow（2017）

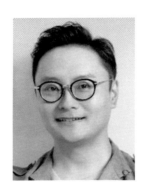

欧颂敏（Seungmin Oh），M.D.，Medical M.B.A.

- ON 门诊部主任，OK 医疗有限公司总裁。毕业于韩国首尔国立大学医学院，在韩国首尔国立大学医院实习并接受住院医师培训，现任韩国首尔国立大学医院临床导师
- 韩国激光、皮肤病学和毛发学协会执行委员会成员
- 国际老龄科学院教职人员
- 高德美公司（瑞蓝填充剂厂商）顾问
- Jong Kun Dang 公司顾问
- Medytox 公司顾问
- Hugel 有限公司顾问
- Sthepharm 有限公司顾问

－ 著作

The Art and Science of Thread Lifting: Based on Pinch Anatomy（2019），English version: Safe Filler Injection Technique Demonstration-using live imaging tools（2017），Chinese version: The art and science of the Thread lifting（埋线提升术的定石）（2017），Korean version: The art and science of the Thread lifting（2017），Chinese version: Safe Filler Injection Technique Demonstration-using live imaging tools（安全地注射玻尿酸以活体影像为工具）（2015），Safe Filler Injection Technique Demonstration-using live imaging tools（2014）

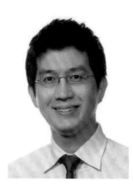

金峰彻（Bongcheol Kim），M.D.

－ 韩国首尔 Lamar 诊所（梨水分院）院长，毕业于韩国全南国立大学医学院，在韩国首尔三星医院接受实习医师、专科医师培训
－ 韩国激光皮肤毛发学会副会长
－ Sinclair Korea（Silhouette Soft® 提升线）产品顾问
－ DNC（Theosyal®）产品顾问
－ 著作

Safe Filler Injection Technique Demonstration-using live imaging tools（Korean version 2014, Chinese（except Taiwanese）version 2015, English version 2017, Taiwanese version 2018），Basic understanding of Thread Lifting with facial pinch anatomy（Korean version 2017, Chinese version 2017, Springer Nature 2019, Brazilian version 2021, Japanese version 2022）

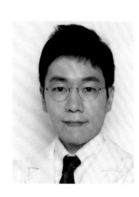

李龙宇（Yongwoo Lee），M.D.，Medical M.B.A.

－ 整形外科执业医师，LIKE 整形外科诊所所长，韩国汉阳大学医学中心整形外科临床教授
－ 韩国整形和重建外科学会会员
－ 韩国整形美容学会会员
－ 韩国微创整形外科学会科学委员会会员
－ 国际临床美学领袖学院科学委员会会员
－ 高德美公司（韩国）顾问委员会成员
－ Hugel 有限公司顾问委员会成员
－ Medytox 公司顾问委员会成员
－ N-FINDERS 公司顾问委员会成员
－ 著作

Botulinum Toxin Clinical Usage（2019），Thread Lifting Clinical Usage（2019），Practical Guidelines for Effective and Safe Filler Procedures（2018），Clinical Anatomy for Filler & Toxin（2018）

主译简介

张亚洁

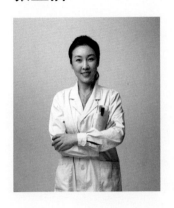

《整形与重建外科》(*Plastic and Reconstructive Surgery*，PRS)中国地区编委

中华医学会医学美学与美容学分会委员

中国整形美容协会面部年轻化分会副主任委员

中国整形美容协会脂肪医学分会副主任委员

中国中西医结合学会医学美容专业委员会学术秘书

中国整形美容协会海峡两岸分会副秘书长

环亚整形美容协会（香港）副秘书长

中国整形美容协会损伤救治康复分会第一届理事会常务理事

中国整形美容协会抗衰老分会常务委员

中国医师协会美容与整形医师分会眼整形专业委员会常务委员

中国医师协会美容与整形医师分会脂肪移植专业委员会常务委员

中国人民解放军总医院第八医学中心整形外科医生，博士后。

一直从事整形美容外科的临床及基础研究工作，积累了丰富的美容外科临床经验，参与各项美容手术上千例，多次应邀在国内外学术大会上发言，被业内誉为"锯齿线逆向锚点提升第一人"。

黄卫红

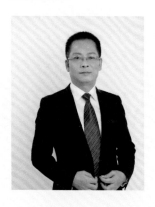

武汉华美整形外科医院院长，副主任医师

成都高新奕格致美医疗美容诊所技术院长

OmniFace 美学检索设计法的提出者

"面部分层（五层）立体微整形与美容抗衰老"理念的创始人

世界内镜医师协会中国整形外科内镜与微创专业委员会微创线雕与面部年轻化分会委员

中国整形美容协会医美与艺术分会注射美容与微整形艺术专业委员会第一届常务委员

中国整形美容协会中西医结合分会骨抗衰再生材料专业委员会副主任委员

中国整形美容协会新技术与新材料分会第一届理事会理事

中国中西医结合学会医学美容专业委员会第一届线雕分会委员

第二届中国·成都国际医学美容产业大会暨"医学美容之都"高峰论坛执行主席

四川省美容整形协会微整形与抗衰老分会副会长

2021 年第二届中国医学美容新技术高峰论坛优秀新技术二等奖获得者

《美容微针临床手册》（郑荃主编，科学出版社）编委

从事整形美容行业近 30 年，专注于微整形与美容抗衰老领域 10 余年，潜心研究微整形与美容抗衰老的美学与医学技术。2012 年在个人微博上提出"面部分层（五层）立体微整形与美容抗衰老"理念，2015 年总结提出透明质酸唇部五步注射法和透明质酸卧蚕分型注射法，2019 年与他人共同发表了《微整"三线"美学设计法在面部美容中的应用分析》论文。近年主要从事骨塑形填充材料 β-磷酸三钙、生物活性玻璃、纳米簇羟基磷灰石、伊研仕（少女针）、童颜针（濡白天使）等新材料与新技术的临床应用研究，以及面部埋线与骨塑形联合"改脸型"技术；总结出面部骨骼塑形与骨框架

注射的美容抗衰老技术——骨相高光注射法、骨相填充抗衰注射法；创立了Omniface "奥秘龄" 分层立体美容抗衰老美学设计与治疗理论体系，追求协调、自然、和谐之美，以及安全、微创、至简的技术风格，是国内最早从事注射美容微整形与美容抗衰老的医生之一。

杨方亮

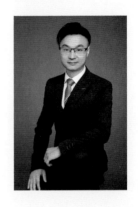

副主任医师，医学博士，艺术学学士（在修），美容外科主诊医师

常州九洲金东方医院医疗美容科专家

上海医颜医生集团专家

乔雅登、保妥适、吉适认证注射医师

江苏省整形美容协会第一届眼鼻整形分会委员

江苏省整形美容协会第三届乳房整形分会委员

中国中西医结合学会医学美容专业委员会愈合再生医学专家委员会委员

师从南京中医药大学附属医院医学美容外科黄金龙教授。拥有美容整形相关国家专利7项。发表论文多篇，其中SCI论文2篇。主持乳房相关课题1项。擅长五官美容外科手术及形体雕塑，尤其对眼周年轻化、内镜双平面隆胸、脂肪丰臀有独到见解；精于面部年轻化的微整填充及肉毒毒素注射，为了获得更高的顾客满意度，潜心研究美学多年，倡导将艺术美学和微整注射结合。

熊　师

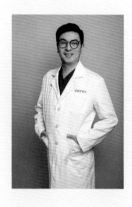

整形外科主治医师

国际整形与再生外科协会（ISPRES）会员

美国整形外科医师学会（ASPS）会员

中国整形美容协会损伤救治康复分会创始会员

上海市医师协会会员

师从上海交通大学医学院附属第九人民医院李圣利教授、曹卫刚教授、蒋朝华教授。在面部抗衰老及年轻化手术方面有着国际化的视野及审美，擅长面部脂肪精雕、埋线提升、眼综合手术、鼻综合手术。

多次任中国医生出国访问代表团的专业翻译，在国际整形外科会议中出色完成任务。

杜建龙

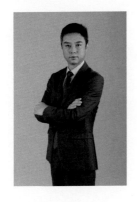

外科学与艺术学双硕士，整形外科主任医师

中国非公立医疗机构协会整形与美容专业委员会眼整形与美容分委会副主任

中国中西医结合学会医学美容专业委员会眼整形专家委员会副主任委员

中国中西医结合学会医学美容专业委员会美学医生与整形艺术专家委员会常务副主任委员兼秘书长

世界内镜医师协会中国整形外科内镜与微创专业委员会微创注射整形分会副主任委员

河北省中医药学会中医美容分会副主任委员

自幼学习绘画和雕塑，师从北京同仁医院整形美容中心创始人郑永生教授。曾于日本东京大学、韩国建国大学访问学习。擅长全面部综合设计与手术，尤其擅长鼻整形、全面部年轻化整形、乳房整形。主编《面部整形美学设计》《面部填充并发症》，参与编译《中面部年轻化》《面部埋线提升美容术》《注射充填颜面美容》《面部除皱术艺术与科学》《阴唇整形术 美学与功能》等著作。拥有个人专利9项，发表论文30余篇。

中文版序一

　　美容业起源于古印度，当时通过镶牙术来满足人们的日常生活需要，被认为也是一种美容。随着工业的发展，工伤事故频繁发生，给很多人造成了身体的伤害，整形和修复手术因此在 20 世纪得到了快速发展。

　　通过注射的方法矫正人体外形缺陷及畸形是从 1899 年液体石蜡首次被用作皮肤软组织填充剂开始的。之后的 100 多年，各国学者对注射填充材料及其临床应用进行了各方面的研究，并取得了多项进展，越来越多的注射填充剂被广泛用于美容皮肤科及整形外科等领域。

　　学者们一直在寻找更加安全、可靠、实用的填充材料。理想的人体填充材料必须符合以下标准：①非过敏原性；②非异体组织反应结构；③非致癌性；④能抗应力和应变；⑤能灭菌；⑥与所替代组织的生物学性能相配等。

　　20 世纪以来，随着医学美容在全球市场上的普及，注射美容也取得了飞速的进步和发展，市场上出现了许多新的注射填充类产品，如胶原蛋白、透明质酸、自体脂肪组织等。各种注射材料均有各自的优势和缺点，医生必须严格把握适应证并熟练掌握注射技术。

　　面部年轻化和面部塑形注射美容的市场需求量很大，如何在保证安全的情况下获得更完美的填充效果，对整形外科医师来说一直是一个挑战。注射产品、注射层次、注射量、注射技术、美学设计等任何一个环节考虑不周，就有可能引发医疗事故。

　　《注射填充科学与艺术——基于解剖与复位技术》从多个维度系统地阐述了注射填充的科学与艺术，对填充剂的类型和特性、注射填充器械、填充剂注射的解剖学理念（具体到血管、神经、脂肪室、肌肉等多个层次）做了详细的讲解。书中对整体审美和美学理念的分析非常有价值，并且给出了打造一张有吸引力的面容的医学参考值。对从业人员来说，这是一部不可多得的关于面部注射填充技术的专业书。

丁芷林

中文版序二

如今是追求差异化的时代，因此医疗美容行业也需要有创新、有洞察、有预见。但是无论如何，安全与技术一定是医疗的本质。

医学美容从业者必须拥有多元化的视角，汇集多学科的精华，融合多行业的智慧，才能取得更多的成果。只有牢记医者仁心，携手互助，才能做好医学美容。这是中国医学美容人的使命。

非常高兴受主译之邀为这本关于注射填充的专著作序。

张亚洁博士是优秀的年轻医生，致力于我国的医疗大健康产业，长期关注我国医学美容技术的普及与提高，作为军队老兵的我，对此非常赞赏和支持。

注射填充是目前面部年轻化技术中非常重要的一项，其受众广，对精准度的要求高，而风险相关环节比较容易被忽视。本书相对系统地阐述了注射填充技术及其风险的防范，是中青年医生的"良师益友"。

当下，医学美容迎来了"颜值经济"崛起所带来的机遇与挑战。医学美容专业医师应求真理，讲理想，牢记使命，遵守法律法规，坚持仁医仁术，拒绝过度商业化！确保医学美容技术的安全，促进其未来的健康发展，对医学美容从业者来说，任重道远。

此时此刻，特别缅怀我们这个行业的先驱者：宋儒耀、凌诒淳、张涤生、王炜、高学书、何清濂……

1986年，在上海长征医院，高学书教授教导我们，要坚守严谨细致、精益求精的医疗风格！

1987年，在中国医学科学院整形外科医院，宋儒耀教授传达给我他的医学哲理：复杂手术简单做，简单手术复杂设计与执行！

1990年，在上海第二医科大学附属第九人民医院，张涤生教授提到他的医学美容理念：一个人是因为可爱才美丽，绝不是因为美丽才可爱！

这3位导师的精神高度与医疗理念使我终身受益，终生难忘。我的职业生涯是在他们的启蒙、指导和教诲下起步的，虽然至今我可能还有很多不足，但他们确实在专业上给了我巨大的影响。广大的医学美容同人，应以习近平新时代中国特色社会主义思想为指引，为祖国母亲的繁荣强盛、为中国人民的健康美丽积极努力，做出我们应有的贡献！

仁德、仁术是白衣天使的魂。医生应坚持自我约束，修身养性，积德行善；精益求精，技术过硬；遵循科学，敬重医疗，敬畏生命。医学美容无小事。希望注射美容医生扎扎实实地提高技术能力和学术水平，重视普及与提高防范医学美容风险的意识，倡导行业内更多的交流分享、同行间更多的支持与协助，更有效地避免医疗事故，把医学美容损伤降到最低水平，携手共筑安全、有效、舒适、合理的美容整形环境，努力为医学美容行业自律、有序、健康地发展添砖加瓦！

吴晓军

中文版序三

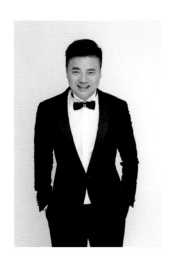

医学美容是医与美的完美结合，从业者要有专业，懂艺术，有情感，有温度，有情怀，有愿景。科学技术的发展没有止境，医学美容业要想长久发展，就必然需要新的技术力量作为支撑。

近年来，随着国民经济水平不断提升，韩国、日本等影视文化的影响，以及国内自媒体行业的崛起，全民对颜值的需求普遍大幅增长，促进了医学美容行业的飞速发展。

经历多年的繁荣、再发展，医学美容行业迎来了正规化、科学化、艺术化的全新时代。只有优质的医疗机构和不断精进的医疗技术才是通往医学美容行业未来的捷径，而注射填充技术则是医学美容不可或缺的临床技术。

鸿宾医疗集团董事长

侯福全

中文版序四

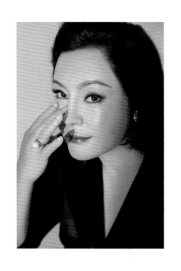

祝贺张亚洁博士主译的《注射填充科学与艺术——基于解剖与复位技术》一书即将出版，我有幸提前拜读并受邀写序。作为一名从业超过20年的资深美容行业人员，首先要感谢张亚洁博士的辛勤付出。从事整形外科多年的她，不仅有着极其丰富的临床经验，同时也热衷于学术研究和教学工作。在她的组织下，这本图文并茂、专注于注射填充科学和艺术的专著才得以翻译完成。

近年来，随着再生医学和新材料科学技术的不断更新迭代，注射填充技术已成为整形美容外科最常用的临床技术之一。各种注射性软组织填充材料不断涌现，使得注射填充的适应证范围扩大了，注射填充的有效性也得到了显著提高。美容行业在获得科技进步带来的发展红利的同时，也对执业医师的临床解剖学知识、注射技术及审美能力都提出了更高的要求。

本书中提到填充治疗不是单纯的局部填充，而是要结合美学设计，塑造出自然、精致且令人愉悦的面容。只有兼具精湛的临床技术和深厚的美学素养的专业医师才能为求美者提供专业化、个性化的服务。

我认为本书的出版，对有志于从事整形外科工作的医学生，以及正在从事相关行业的临床医生，甚至对整个医学美容行业，都具有很高的实用和参考价值，相信广大读者一定会从中获益良多。

颜鉴医疗集团创始人兼董事长

曹汝萍

前　言

　　追求美丽已经成为一种超越年龄、文化和时间的普遍愿望。美容的方法多种多样，其效果也各不相同。

　　软组织注射填充手术是最常见的美容手术之一，在过去 10 年取得了巨大的进步，注射填充手术的适应证范围得到扩展，注射填充手术的效果也显著提升。注射填充手术在医学美容市场上占据了很大份额，但是很多注射填充手术操作者缺乏足够的临床解剖学知识，且不具备精准的注射技术，这导致了许多不良事件的发生。为了达到无并发症的最佳手术效果，深入研究和讨论最合适的手术方案至关重要。此外，笔者认为，医生必须在初次面诊时从心理学、社会学、哲学和文化的角度充分评估患者对美的看法，并在制订治疗计划时考虑这些因素。

　　注射填充手术的最新趋势已经从单纯消除静态皱纹或改善面部外观发展到综合考虑面部的动态表情，比如微笑时面部软组织的动态变化。

　　因此，本书所介绍的注射填充手术不是单纯的局部容量填充或皱纹的治疗，而是如何打造一个立体的、给人良好印象及审美愉悦感的面容的科学与艺术。

　　希望本书能对那些想要专攻注射填充手术的医生有所助益。即使是有经验的医生，也可以在阅读本书的过程中，结合临床解剖学的基础知识来比较和回顾各自既往采用的注射填充手术方法，从而为今后的工作带来帮助。

　　笔者真诚地希望本书能帮助读者进行更安全和更有效的注射填充手术。

洪基翁（Giwoong Hong）

欧颂敏（Seungmin Oh）

金峰彻（Bongcheol Kim）

李龙宇（Yongwoo Lee）

韩国首尔

目 录

注射填充的科学与艺术 1

1.1 自然美和吸引力

创造自然美是当今美容医学的趋势和热点。除了通过化妆品、美发及时尚用品来提升自然美之外，越来越多的人热衷于追求更健康的生活方式和完美的生活状态。这种社会观念和文化的改变不仅影响了美容医学，也改变了大众对自身面部衰老过程和变化的反应。如今，人们关注的重点已经从刻意逆转和掩盖衰老的痕迹（这么做往往不能尽如人意），转变为追求自然、优雅、轻松的美。

包括注射填充在内的微创美容技术使求美者不再需要遭受开放手术的痛苦，微创操作后不但肿胀较轻，而且基本不露痕迹。求美者可以较为保守地改变自己的容颜，并较快地恢复日常生活。此外，微创美容不会对面部皮肤和组织造成重大改变，故而造成永久性不可逆损伤的可能性很低。更值得一提的是，在需要进一步完善手术效果时，可以通过微创美容随时追加操作。

如今，面部填充剂的使用非常广泛，它已经在微创美容操作中确立了牢固的地位。填充剂的生产材料和生产方法较几年前均有较大改进。注射填充的适应证已经较前扩大，并且填充的效果也有了很大的提升。填充剂在医学美容市场中所占份额巨大，然而由于部分医生既缺乏足够的临床解剖学知识，又不具备良好的注射技术，导致许多不良事件

的发生。为了确保最佳的填充效果，杜绝并发症的发生，深入研究和探讨最合适的手术方法至关重要。此外，医生必须在初次面诊中评估求美者对美的心理、哲学和文化认知，并在制订治疗计划时将这些因素考虑在内。

目前，注射填充的适应证较广，注射填充技术也较前更为复杂。30年前，在韩国刚引进填充剂时，没人预料到现在它的应用会如此广泛。直到20世纪90年代中期，来自美国的胶原蛋白仍是唯一可用的填充剂，其维持时间较短，仅1~2个月。由于胶原蛋白填充剂的临床使用有许多不便，例如需要进行筛查过敏反应的预处理皮肤测试，因此当时很少有医生愿意在临床中使用它们。20世纪90年代末，瑞典Q-Med公司在韩国推出瑞蓝（Restylane）时，韩国医生首次接触到了透明质酸（hyaluronic acid, HA）填充剂。

目前，HA填充剂用于面部容量的填充。但在HA填充剂问世之前，填充剂主要用于消除皮肤表面的皱纹或矫正小的局部凹陷。将填充剂像脂肪移植一样用于修饰面部轮廓和全面部容量填充是最近几年才流行起来的一种做法。

作为韩国第一批从事填充剂操作的整形外科医生中的一员，笔者旨在深入研究以下内容：确立自然美的标准，进而更有效地应对求美者的咨询；探究黄种（亚洲）人和白种人的面部解剖差异；找到

1

最适合黄种（亚洲）人并具备医学参考价值的操作标准和方法。

社会学家 Beverley McNamara 表示，尽管程度不同，但每个人的内心都渴望拥有和自己年龄相称的美貌。此外，还有学者指出，现如今人类的健康不仅仅是指身体健康，还包括精神健康和美的健康。巴西著名整形外科医生 Ivo Pitanguy 的一则逸事就说明了这一点。1961 年，巴西里约热内卢的一个马戏团在表演时发生火灾，导致许多儿童被烧伤和受到其他一些伤害。Pitanguy 医生治疗了被大火毁容的儿童，成为民族英雄。这次事件之后，他为人们提供免费的整容手术，成了慈善家，并赢得了国际赞誉。他在巴西为美容手术创造有利的公众舆论方面发挥了关键作用。此后，巴西成为世界美容手术的引领者之一。Pitanguy 医生说："即使是穷人也有美丽的权利。"追求美丽是人类普遍的欲望，也是人们生活的驱动因素之一。

历史上，一些西方哲学家在讨论美的时候强调"内在美"，也就是人的"性格美"，而不是外貌美。同样，直到 20 世纪中期，深受儒家思想影响的韩国人也认为"身体发肤，受之父母"，不能鲁莽对待。就在几十年前，报纸上还出现了讽刺漫画和社论，哀叹韩国女性接受了在日本接受培训的医生所施行的美容手术。但就是在这样的背景下，韩国竟然超越日本，成为美容领域的"领头羊"，令人惊叹。

最初，美容手术的流行伴随着西方文化的入侵，当时求美者乐于通过极端的美容手术以获得白种人的面部特征。这导致了许多并发症，并使得韩国人所具备的传统美消失。21 世纪初，流行趋势由人们之前热衷的物质主义"快餐文化"转向了"慢食运动"，人们开始崇尚回归自然。对待整形美容，人们也开始放弃对面部"大拆大建"，继而转向微创美容，追求细微而自然的效果。此外，随着人们预期寿命的增加，社交活动年龄也较以往增长，越来越多的人寻求恢复年轻时的样貌，但并不

希望改变自己的容颜。微创美容手术能够满足求美者的这种需求，自 2005 年以来，微创美容取得了巨大进步。

根据美国 1997 年至 2013 年的统计数据，接受美容外科手术的人数增加了 73%，而接受微创美容操作的人数增加了 356%。

注射填充微创美容的优势是见效快，恢复时间短，操作简单、便捷且满意度高，治疗效果稳定、可重复；缺点包括价格竞争导致利润低，效果逊于手术且维持时间短，异物感和术后肿胀。不过，如今填充剂的种类增多，质量有了明显的改善，填充剂容量填充正在取代脂肪移植手术。填充剂的使用范围不仅限于填充浅表的皱纹和凹陷，还包括使面部轮廓更协调，甚至包括改善皮肤质地。

现今，填充剂的使用风靡全球，但其实早在 20 世纪就出现了用凡士林等物质作为填充剂的临床实践。低熔点石蜡作为填充剂也在其后流行了近 20 年。目前这些材料已经退出市场，因为它们会导致不良反应和严重的并发症。20 世纪 40 年代，将液体硅胶作为填充剂用来改善胸部、臀部和面部的容量不足在美国非常流行，然而，最终它也因为异物反应等不良反应而退出市场。接着，使用化学物质作为填充剂被禁止。在韩国国内，也经常有因不良反应而从求美者体内取出异物的报道。这些求美者接受了无证从业人员的非法注射填充，那些被移除的填充剂被鉴定为石蜡和工业硅酮。

1976 年，韩国引进了胶原蛋白填充剂，但由于各种原因没有得到普及。1996 年，第一代 HA 填充剂 Hylans 被首次推出。同年，第二代 HA 填充剂 Restylane 进入韩国市场。21 世纪，填充剂得到了大范围的使用。2000 年，在欧洲引入 Restylane 之后，Juvéderm 也紧接着进入了市场。2006 年，生产 Juvéderm 的公司被一家美国公司收购，至今仍在生产该产品。随后，许多新产品相继推出，包括 Teosyal（2003）、Esthelis（2005）、Stylage（2007）、Glytone（2008）和 Hylaform（2008）。欧洲国家仍

在生产各种类型的 HA 填充剂。目前，这些国家已经确立了其行业领导者的地位，生产大约 300 种不同的填充产品。（表 1.1）

　　如今，求美者追求的不再是在面部特定部位增加容量，而是要使整个面部的三维轮廓协调、恢复年轻的状态、去除皱纹并使面部看起来更小巧。美的标准是相对的且不断变化的，受到历史、文化和地理位置等诸多因素的影响，因此，人们期望能有一个客观的标准或参考来定义面部美。自古以来，人们就在为寻求这个标准而努力。过去，一些艺术家和学者使用黄金比例的概念定义理想的美，他们将面部按眼、鼻、唇等分成若干美学亚单位，当各亚单位间的比例是 1∶1.618 时被认为是美的。按照这一理念，美国口腔颌面外科医生 Stephen Marquardt 博士制作了"Marquardt 面具"，通过该面具，人们可以测量自身面部结构的比例与理想比例的差距。Marquardt 面具测量了一系列比值，例如下唇至鼻尖距离和鼻尖至鼻根点距离的比值，眼睛宽度和鼻根点至外眦距离的比值。Marquardt 声称，世界各地公认的美的面部比例更接近他为每个种族创造的黄金比例面具。

　　但是，Marquardt 的理论遭到很多人质疑。有反对者提出，当按照 Marquardt 的黄金比例面具用

3D 制图来构建理想的女性面部时，画出的女性却带有男性特征。此外，从艺术或学术角度来看，黄金比例可以作为评估美的一种手段，但在临床实践中，在实际求美者的面部使用这种工具存在局限性。

　　此外，英国苏格兰圣安德鲁斯大学心理学教授 David Perrett 进行的一项研究显示，决定面部吸引力的美貌有绝对标准和相对标准之分。按照他的理论，美的绝对标准是指普遍适用、大家都认同的标准，如左右对称程度、接近平均比例的程度、情绪和面部表情得当的情况、皮肤状况和皱纹的严重程度。而美的相对标准则因人而异，差别很大，如有些人认为外貌相似为美，有些人认为外貌差异为美，甚至价值观的差异也会使人的审美大相径庭。

　　笔者更同意后一种理论，而不是机械的黄金比例标准。例如，"左右对称"是美的绝对标准之一，"左右对称"的个体看起来更协调、更具吸引力。从生物学上讲，"平均比例"指的是面部结构的比例接近人群平均值。眼、鼻和口这些面部结构的比例，以及头发、眉毛和胡须等特征都需考虑在内。接近平均比例的面部被人们认为更漂亮，也更健康。事实上，比起那些独特或与众不同的面部，人们更青睐接近平均比例的面部。所以，接近平均比例的上述身体特征是最理想的。

　　肤色存在种族差异，除肤色外，皮肤质地、面部皱纹、皮肤松紧程度都是评判美的绝对标准。此外，积极的情绪、明快的面部表情也是创造良好印象的重要因素。在判断一个人是否有吸引力时，人们会将更多的注意力放在外表，而常常忽视情绪和面部表情的重要作用。Moebius 综合征患者无法形成面部表情，研究结果表明，因为表情缺乏，这类患者一般不会给别人留下良好印象。法国神经学家 Guillaume Duchenne 提出，人们在做真诚而令人愉悦的笑容时，会同时收缩眼轮匝肌和颧大肌。而"泛美航空的微笑"仅有嘴部活动，给人虚伪和不坦诚的感觉。

表 1.1　注射填充剂的历史

凡士林：1900—1910 年
石蜡：1900—1920 年
可注射液体硅酮：20 世纪 40 年代早期至 1965 年
胶原蛋白：1976—2003 年
PMMA（聚甲基丙烯酸甲酯）：1992—2006 年
PAAG（聚丙烯酰胺凝胶）：1984 年，1996—2001 年
HA（透明质酸）：1996—2003 年
PTFE（聚四氟乙烯）：20 世纪 90 年代末
PLA（聚乳酸）：1999—2009 年
聚烷基酰亚胺：21 世纪早期
羟基磷灰石：2001—2006 年

Charles Darwin 在《人类和动物的情感表达》一书中提出了情感表达的普遍性。根据他的理论，人类普遍能感受到6种情绪状态：快乐、悲伤、愤怒、恐惧、厌恶和惊讶。每种情绪状态都有相应的面部表情来表达。然而，美国心理学家 Paul Ekman 认为，在世界范围内，某种特定的情感并非通过相同的面部表情表达，而是具有文化差异。为了证实自己的观点，他调查了巴布亚新几内亚的土著。由于生活在与世隔绝的环境中，他们在表达6种人类情绪以及对这6种情绪做出反应的方式没有受到西方文化的影响。结果表明，土著在表达情绪时的表现和西方人类似。与 Ekman 最开始提出的理论相反，这项研究结果表明，人类对这6种普遍情绪状态的反应并不会因种族或文化差异而不同。对情绪的表达和反应不是相对的，而是普遍一致的、绝对的和与生俱来的。这些结果表明，整形外科医生在对求美者进行手术时，必须要保证自然的面部表情。

临床上经常有求美者虽然皱纹和松弛得到了有效矫正，但仍旧对手术效果不满意，这往往是因为求美者觉得手术效果过于夸张，并且术后在做表情时有不适感，这时求美者会觉得自己的面部出现了异常。基于以上情况，业内出现了被称为"动态整容"的新趋势，从业者开始考虑面部动态下的美学效果。

美的相对标准包括"外貌相似""外貌差异"和"价值观差异"。首先，"外貌相似"表示人们通常会认为家人和朋友或与他们有关系的人更具吸引力。当然人们也可能会被特质相异的人所吸引，但这并不能动摇因相似而具有的"熟悉感"在吸引力上的主导地位。

其次，"外貌差异"一词是基于这样一个概念：女性喜欢具备阳刚气质的男性，而男性喜欢具备娇柔气质的女性。男性也偏爱容貌带稚气的女性。如今，那些面部比例与6~7岁孩子相似的女性被认为是美丽的。

最后，美的标准可能因价值观存在差异而不同。美的标准受到社会和文化因素的影响，也存在代际差异。而且，由于人们内心渴望获得更高的社会地位，因此大众具有一种模仿统治阶级外表的倾向。在亚洲就有这样的例子，因价值观不同，一部分人渴望获得理想的亚洲美，而另一部分在"西方文化优越"的观念下以拥有白种人面部特征为美。

在美的绝对和相对标准中，4个共同要素是：有助于外表年轻的因素、左右对称、面部协调并接近平均比例、与性别和年龄相符的特征。皮肤质地和皱纹尤其会影响这4个要素。皮肤的亮度、肤色的均匀性、痣的大小和瑕疵都对一个人的表观年龄有重大影响。

据研究，当一个人的某个面部特征比另一个面部特征看起来更老时，人们往往会根据更老的那个面部特征来判断这个人。例如，不管这个人多年轻，如果他秃发，人们便会认为他老了。此外，研究表明，一个有严重皱纹的人会给人留下负面印象，因为皱纹会分散他人对其积极面部特征的注意力。由于消极特征掩盖了积极特征，因此有必要对消极特征进行矫正。为了获得最佳结果，应该采用综合手段，而不仅仅是进行局部的矫正。

2011年，整形外科医生李承哲（SeungChul Rhee）展示了一张按种族划分的典型迷人面孔的合成照片（图1.1）。上述影响面部吸引力的因素在任何种族的面部都很明显。当然，由于不同种族有其独有的特征，应该个性化地对特定种族的人进行适当的美容手术。对于亚洲人，不应试图"西化"其外表。

根据面部科学家赵永进（Yong Jin Cho）的观点，由于文化的学习导致文化的适应，韩国人对美的认知发生了变化。随着时间的推移以及文化和价值观的变化，美的标准也会发生变化。

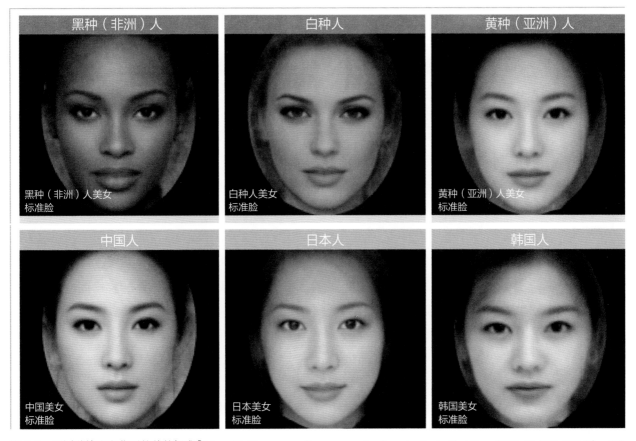

图 1.1　不同种族和文化下的美的标准［Rhee SC. The average Korean attractive face. Aesthetic Plast Surg, 2006, 30: 729–730; Rhee SC, Lee SH. Attractive composite faces of different races. Aesthetic Plast Surg, 2010, 34(6): 800–801］

1.2　亚洲与西方审美观念的差异

近年来，微创技术在美容手术领域取得了巨大进步，业内引进了许多不同类型的填充剂。然而，和美容手术一样，最初从西方引进的微创手术指南和方案是为白种人量身定制的，因此，为了有效地在黄种（亚洲）人身上进行操作，不能照猫画虎，最重要的是区分、识别白种人和黄种（亚洲）人的面部特征。为了确保实施合适的微创美容技术，准确理解白种人和黄种（亚洲）人的面部特征至关重要。

白种人的脸型更瘦且轮廓清晰，他们更喜欢立体的脸型和更有棱角的下颌线。相比之下，黄种（亚洲）人的颧前区域较宽，侧颊部突出，下颌线方，鼻旁凹陷。这些特征使得黄种（亚洲）人的面部从侧面看起来不平滑，正面观显得更宽、更平，

轮廓更模糊。黄种（亚洲）人更喜欢柔和的三维轮廓，而白种人更喜欢突出的、清晰的三维轮廓。换句话说，白种人更喜欢有棱角的、突出的脸，而黄种（亚洲）人更喜欢纤细、光滑的面部轮廓。

黄种（亚洲）人和白种人的面部皮肤和软组织也有许多解剖学上的差异。黄种（亚洲）人的皮肤比白种人更厚重、更结实，因此，随着年龄的增长，黄种（亚洲）人的皱纹更少。黄种（亚洲）人每单位表面积的皮肤体积更大，因此与白种人相比，在增加面部的整体体积或提升皮肤时，需要更大的力量才能实现。

浅层肌肉腱膜系统（superficial muscular aponeurotic system, SMAS）位于皮肤软组织浅层，包含浅层和深层的皮肤支持韧带。SMAS 将皮肤与骨骼周围的深层结构连接起来。在软组织结构方面，黄种（亚洲）人的皮肤支持韧带（由固定韧带

形成）比白种人的致密，因此黄种（亚洲）人的皮下组织往往更坚韧。

就脉管系统而言，白种人的侧支循环更发达。而黄种（亚洲）人则拥有更多垂直延伸的穿支血管，并且这些血管往往发育得更好，这增加了出血和严重血管并发症（如组织坏死）的发生风险。为了防止这些并发症，必须确定操作过程中解剖学上安全的注射部位和注射层次。

众所周知，随着年龄的增长，支撑中面部的眼眶和其他面部骨骼会出现严重凹陷。在一篇2000年发表的文章中，Pessa博士提出，为了矫正凹陷，需要在眶周区域和中面部区域进行充分填充。根据Pessa博士的理论，假设面部骨骼的这种变化也发生在黄种（亚洲）人身上，那么手术也应该如此操作。然而，最近的发现表明，与白种人不同，随着年龄的增长，韩国人的中面部骨骼不会发生同样的变化。因此，在一些黄种（亚洲）人中，平坦的中面部是他们与生俱来的特征，而不是与年龄相关的骨骼结构的变化导致的。对那些面部随着时间的推移变得更平的韩国人来说，这种凹陷是由覆盖在中面部骨骼上的皮肤和软组织的下垂引起的。在制订治疗计划时，应该考虑到这些差异。

因为黄种（亚洲）人的皮肤比白种人的更厚、更密、更重，所以黄种（亚洲）人需要更坚固、相对更有弹性的填充剂来增加面部容量。此外，由于皮下组织更坚韧，血管系统发育得更好，出血或血管阻塞导致的严重血管并发症的发生风险更高。因

此，为避免此类并发症，确定解剖学上安全有效的注射部位和注射平面至关重要。

正面观，黄种（亚洲）人偏爱的脸型如下：脸颊大小适中；面部轮廓纤细、光滑；下颌线条平滑；鼻子的比例和高度合适。而对于那些追求苹果样饱满脸颊的白种人，应填充颊部外上象限（Hinderer线定义的象限）。另外，因为黄种（亚洲）人多以在面部创造一条平滑的ogee曲线为美容目的，所以常常需要填充颊部的内下方来增强颧前区域。

大多数黄种（亚洲）人已经拥有宽且突出的颧弓，所以不需要像白种人那样做增大颧弓的手术。当侧颊部凹陷时，由于颧弓突出，侧面部失去顺滑的轮廓，因此，需要在颧弓下方的凹陷进行填充，使面部轮廓顺滑。综上所述，与白种人需要增加颧弓突出度不同，黄种（亚洲）人需要对颧弓下凹陷进行填充。

白种人天生脸型较窄。因此，他们喜欢那些能形成清晰下颌角的手术。相反，黄种（亚洲）人脸型较宽，拥有突出的方形下颌线，他们更喜欢脸型纤细、下半段较窄的"鹅蛋脸"。因此，许多黄种（亚洲）人只能接受颏部填充，而不能接受下颌角和下颌线填充（表1.2）。

对大多数人来说，随着年龄的增长，下面部会变得更大、更宽，这会使脸型看起来更宽。为了打造更立体、纤细的脸型，可以将肉毒毒素或溶脂针与填充剂结合使用。下巴填充剂结合肉毒毒素/溶脂针用于下脸颊的肌肉、皮肤或软组织，可减少其

表1.2　白种人与黄种（亚洲）人的面部特征和注射填充的差异

（1）白种人：眶上嵴相对突出，颊部骨骼高，鼻子和下巴高挺，嘴唇轮廓分明，下颌线呈方形
（2）黄种（亚洲）人：侧面轮廓线（从前额到下巴）过度顺滑，颊部骨骼、鼻子和下巴不突出；脸型小，纤细的椭圆形下颌线，而不是轮廓分明的方形下颌线
（3）仅用小颗粒填充剂难以塑造面部轮廓——黄种（亚洲）人的皮肤油腻、粗糙、厚实、紧致
（4）应选择安全的注射进针部位和注射平面，避免严重出血和血管损伤——黄种（亚洲）人的皮下层更紧、更厚，血管丛更丰富、复杂
（5）亚洲求美者的要求：年轻、迷人、小脸、可爱、开朗的笑容

组织量，从而使得下面部更清瘦。对于那些由于皮肤松弛而不是骨骼结构原因造成的下面部宽大，可采用埋线提升或激光治疗来使下面部轮廓变得顺滑。综合治疗可以最大限度地发挥下面部填充剂的效果。

另外，有些操作在韩国较为常见，而在西方却较为罕见。例如，韩国人喜欢通过卧蚕成形术使人显得可爱，通过鼻基底填充矫正凸嘴以显得优雅，通过鼻小柱填充来抬高鼻尖以获得"猫样外观"，通过填充上睑来矫正凹陷。西方人通常通过填充眉部凹陷来获得眉部提升的效果，而这一操作在韩国较少采用，因为韩国人不喜欢眉毛上扬可能带来的强烈而具有攻击性的形象（表1.3）。

1.3　打造迷人面容的医学参考值

多项研究表明，无论年龄和性别如何，人们对美的判断标准逐渐趋于一致。例如，大多数人认为年轻的特征是美丽的。人们天生就会被美所吸引，甚至有学说指出即使是新生儿也能感知美。实验表明，婴儿对有吸引力的面孔更感兴趣，并会花更多的注意力在这些面孔上。

为了确保实现求美者的预期，术者应该在治疗时结合上文讨论的美的绝对标准和相对标准，并且所用的治疗措施应基于医学参考数据。总的来说，黄种（亚洲）人的理想脸型包含以下特征：前额平

滑且曲度小；颊部骨骼大小适中，给人以微笑的感觉；面部轮廓圆滑；嘴唇饱满；双侧下颌线平滑；鼻的比例和高度适当；脸呈鹅蛋形或椭圆形。

掌握匀称面部的医学参考数据对精确的面部分析至关重要。在求美者取直立位时进行评估，法兰克福水平线（外耳道最高点和眼眶最低点的连线）和地面平行。评估面部的正位、侧位和四分之三斜位。

在我们最为熟悉的完美面部中蕴含着理想的面部比例数据，这些数据已经将种族的差异考虑在内。如图1.2的左侧部分所示，将面部分为3部分（发际线中点至眉间点、眉间点至鼻下点、鼻下点至颏下点）时，白种人认为1∶1∶1的比例是理想的。以前，黄种（亚洲）人在进行面部长度调整时也是按此标准执行，但现在，笔者倾向于打造较短的下面部，因为这样会显得更年轻。因此，在进行下巴和下颌缘的操作时，笔者将中面部与下面部的比例控制在1∶（0.8~0.9）。

将面部从右耳到左耳分为5个垂直部分，如图1.2的右侧部分所示，1∶1∶1∶1∶1的比例被认为是理想的。黄种（亚洲）人的脸比白种人宽，因此，黄种（亚洲）人的眼和鼻可能会显得更宽。不管鼻的绝对宽度如何，要让一张脸看起来协调，内眦间距和鼻的宽度的比值应该接近1。因此，通过鼻尖和鼻小柱区域的填充和埋线使鼻翼看起来更窄变得越来越流行。通过在填充时联合将肉毒毒素注

表1.3　亚洲求美者特有的填充剂和肉毒毒素治疗方法

（1）使用填充剂和肉毒毒素来获得令人愉悦的微笑外观

（2）通过肉毒毒素注射使得面部更小、下颌线瘦削，从而形成椭圆形脸。对T区行填充剂填充

（3）通过填充剂制造卧蚕来获得迷人的眼部

（4）通过填充剂填充鼻基底来获得精致的外观

（5）通过对侧颊部和太阳穴进行填充，使不规则的侧面部轮廓顺滑（突出且变宽的颧弓会造成侧面部凹陷和不规则）

（6）通过填充前鼻棘和鼻小柱以获得鼻尖抬高效果和更大的鼻小柱-上唇角，形成"猫样外观"

（7）通过眼睑凹陷和多重睑的矫正，矫正困倦、疲劳的眼部外观（眼睛小和提肌功能弱会造成上睑下垂合并多重睑，眼睑凹陷会加重这种外观）

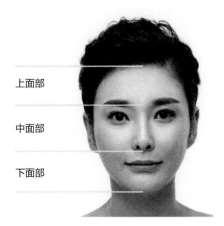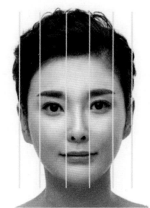

图 1.2　面部的理想比例和线条

射至鼻孔开大肌和降鼻尖肌中，可以获得更好的效果，这会使鼻翼在微笑或做面部表情时看起来较为平整（图 1.3）。

从鼻尖延伸到颏部的 Ricketts 线可用来评估凸嘴程度和侧面观的面部平衡情况。Ricketts 线跨越鼻尖、嘴唇和颏部，白种人认为下唇和上唇的理想位置分别是位于线后 2 mm 和 4 mm。黄种（亚洲）人如果要实现上述标准，鼻尖和颏部将会过度向前突出。所以，黄种（亚洲）人的下唇和 Ricketts 线相切较为合适。如果从鼻尖延伸到前额的假想线能与 Ricketts 线对称（图 1.4），说明前额的体积较为

合适。

侧面观，立体、平衡、年轻面部所具备的条件可以用图 1.5 所示的具体数值来解释。临床上，前额到鼻部、鼻部到嘴唇、嘴唇到颏部的连线以及前颊部的线条应为 S 形曲线，如图 1.6 所示。

正面观，脸部应为鹅蛋形或椭圆形。年轻、纤细的脸应该呈倒三角形或心形，如图 1.7 所示。此外，可以考虑通过微创手术的联合治疗，消除皱纹和恢复皮肤活力。

通过实现面部平衡来创造一张迷人的面容需要一个整体方案。医疗专业人员、医院工作人员和求

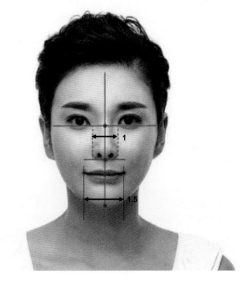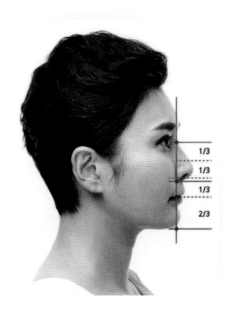

图 1.3　鼻和唇的理想比例和线条

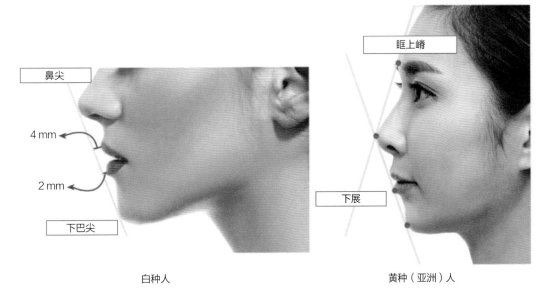

图 1.4　白种人和黄种（亚洲）人的 Ricketts 线差异

1. 前额的弧度，太阳穴区的凸起
2. 眉间和鼻根区之间的凹陷（135°）
3. 鼻和鼻尖明显突出（30°~45°）
4. 理想的鼻小柱上唇角（90°~100°）
5. 面颊前凸，从下睑延续至面颊
6. 鼻旁区域不凹陷
7. 丰满的上、下唇
8. 清晰的下颌缘弧线

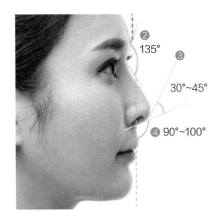

图 1.5　理想面部轮廓的传统标准

S→从前额到鼻部

S→从鼻部到上唇

S→从下唇到下巴

S→苹果样的颊部前凸（颧前部）形成
　　ogee 曲线

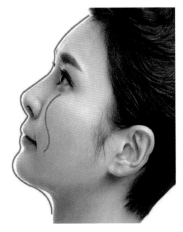

图 1.6　理想面部轮廓的面部 4 条 S 形曲线

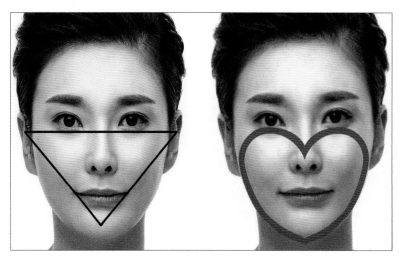

图 1.7　倒三角形或心形

美者之间人际关系的和谐对于优化微创手术的结果和最大限度地提高求美者的满意度至关重要。秉承着这一理念，欧洲最近制订了"和谐计划"。这是一个先进的求美者管理计划，为接受微创手术的求美者提供全面的操作、咨询和管理服务。实施"和谐计划"时，基于医疗背景和求美者自我评估进行医疗咨询。咨询过程中让求美者积极参与，根据咨询结果制订治疗计划并执行。最后，制订治疗后随访计划，必要的情况下制订附加治疗措施的计划。

该计划的细节如下。

步骤 1，进行标准化问卷调查和治疗前咨询，对求美者进行全面细致的了解；了解求美者的病史、既往手术史、治疗的动机和对治疗的期待程度，对面容的自我评估、具体的要求，以及求美者的性格和目前的经济状况。

步骤 2，医学专家根据前文所述的美学标准评估求美者的面部，包括面部的对称性、面部软组织的丰满程度和下垂程度、皱纹、皮肤状况。基于这些发现，制订个性化的治疗计划，明确必要的操作，评估可矫正的程度，以及确认应该尝试哪种治疗组合来优化结果。最终，治疗方法和费用通过协商决定。在制订个性化的治疗计划时，医生必须综合考虑求美者的相关因素和临床因素。医生必须考

虑以下几点：求美者期望获得的效果和改变程度；求美者可能存在的任何与手术相关的问题，包括疼痛、出血、肿胀和淤伤；根据经济状况，求美者可选择的填充剂、肉毒毒素和线的用量；产品的选择；是否有可替代的备选操作项目。

步骤 3，实际治疗阶段。治疗的目标应该是前文所述的改善面部比例和实现面部平衡，从而实现面部的整体和谐。当求美者的期望超过注射填充可实现的最大改善效果时，需要告知求美者，这一点非常重要。这样做可以和求美者建立信任关系，使求美者更能接受后续的治疗。

步骤 4，随访计划。通常，建议在手术后 2 周进行随访评估和调整治疗。和求美者讨论为了实现协调和平衡所需要的附加操作，以及联合治疗时的其他治疗操作措施，确立一个能体现求美者期望的长期治疗计划。

最近，与注射填充治疗组合使用的治疗措施之一是"鸡蛋注射法（egg injection）"。填充剂增加了整个面部的容量，而"鸡蛋注射法"则减少了面部外侧边缘凸出的软组织容量，从而形成更纤细的脸型。"鸡蛋注射法"的药液由混合有肉毒毒素的鸡尾酒溶液（cocktail solution）组成，将其注射到颊部和下巴区域的肌肉、皮肤和软组织中，以抑制

咬肌的过度收缩，收紧脸颊的皮肤，并减少包括皮肤和皮下脂肪在内的软组织容量。"鸡蛋注射法"和注射填充结合使用，兼具瘦脸和最大化三维填充的效果。过度节食会导致面部凹陷和皮肤干燥、脱屑，但"鸡蛋注射法"可以有效地塑造自然、健康的瘦脸（图 1.8）。当然效果因求美者的骨骼大小、软组织量和皮肤状况而异。"鸡蛋注射法"是一种安全有效的治疗项目，没有明显的不适和不良反应。

最后，在此讨论一下医生在今后执行微创操作（包括注射填充手术）时应遵循的方向。

第一，在进行全面部治疗时，首要目标应该是达到平衡和整体和谐，如左右对称。通过治疗，即使是已经接受过美容手术或美容操作的求美者，也可以获得一定程度的矫正和改善。在进行全面部治疗时，在无表情的静态下评估面部皱纹和形状不再是工作的重点。临床实践中，需要重点考虑软组织和皱纹的动态特征，它们会随着微笑和面部表情改变而变化。

第二，需要加强对软组织的重视。与白种人相比，年龄相关的面部骨骼改变在黄种（亚洲）人中不太明显。因此，重要的是要关注覆盖面部骨骼的软组织的解剖位置和外形，而不是仅仅关注骨骼结构的位置和变化。

第三，审美标准应该从过去传统的、确定的标准转变为兼顾求美者个性、种族、文化、地域和治疗愿望或目标的标准。

参考文献

1. Bray D, et al. A review of dermal fillers in facial plastic surgery. Curr Opin Otolaryngol Head Neck Surg. 2010;18:295–302.
2. Edsman K, et al. Gel properties of hyaluronic acid dermal fillers. Dermatol Surg. 2012;38:1170–9.
3. Kablik J, et al. Comparative physical properties of hyaluronic acid dermal fillers. Dermatol Surg. 2009;35:302–12.
4. Matarasso SL, et al. Consensus recommendations for soft-tissue augmentation with nonanimal stabilized hyaluronic acid (Restylane). Plast Reconstr Surg. 2006;117(3):3S–34S;discussion 35S.
5. Cohen SR, et al. Facial Rejuvenation with Fillers by Elsevier Limited, 2009.
6. Kim P, et al. Structured nonsurgical asian rhinoplasty. Aesthetic Plast Surg. 2012;36:698.
7. Liew S. Ethnic and gender considerations in the use of facial injectables: Asian patients. Plast Reconstr Surg. 2015;136(5):22S–7S.
8. Pierre S, et al. Basics of dermal filler rheology. Dermatol Surg. 2015;41(1):120S–6S.
9. Tezel A, et al. The science of hyaluronic acid dermal fillers. J Cosmet Laser Ther. 2008;10:35–42.
10. Gold MH. Use of hyaluronic acid fillers for the treatment of the aging face. Clin Interv Aging. 2007;2(3):369–76.
11. Sundaram H, et al. Comparison of the rheological properties of viscosity and elasticity in two categories of soft tissue fillers: calcium hydroxylapatite and hyaluronic acid. Dermatol Surg. 2010;36:1859–65.
12. Casabona G, et al. Microfocused ultrasound with visualization and fillers for increased neocollagenesis: Clinical and histological evaluation. Dermatol Surg. 2014;40:194S–8S.
13. Kenner JR. Hyaluronic acid filler and botulinum Neurotoxin delivered simultaneously in the same syringe for effective and convenient combination aesthetic therapy. J Drugs Dermatol. 2010;9:1135–8.
14. Lee, et al. Rejuvenating effects of facial hydrofilling using Restylane Vital. Arch Plast Surg. 2015;42(3):232–87.
15. Kim, et al. Development of facial rejuvenation procedures: thirty years of clinical experience with face lifts. Arch Plast Surg. 2015;42:521–31.
16. Flynn TC, et al. Ultrastructural analysis of 3 hyaluronic acid soft-tissue fillers using scanning electron microscopy. Dermatol Surg. 2015;41:143S–52S.
17. Narurkar V, et al. Facial treatment preferences in aesthetically aware women. Dermatol Surg. 2015;41:153S–60S.
18. Kim J. Effects of injection depth and volume of stabilized hyaluronic acid in human dermis on skin texture, hydration, and

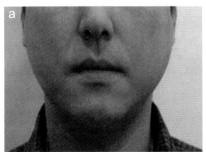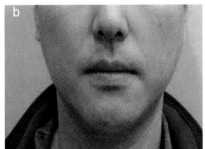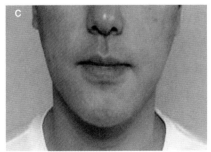

图 1.8　椭圆形脸成形。注射治疗前（a）和治疗后（b 和 c）

thickness. Arch Aesthetic Plast Surg. 2014;20:97−103.

19. Carruthers J, et al. Introduction to fillers. Plast Reconstr Surg. 2015;136:120S−31S.

20. Friedman PM, et al. Safety data of injectable nonanimal stabilized hyaluronic acid gel for soft tissue augmentation. Dermatol Surg. 2002;28:491−4.

21. Ablon Glynis. Understanding how to prevent and treat adverse events of fillers and neuromodulators. Plast Reconstr Surg Glob Open. 2016;4(12S):e1154.

22. Perrett D. In your face: the new science of human attraction; 2012.

23. Ioi H, et al. Influence of facial convexity on facial attractiveness in Japanese. Orthod Craniofac Res. 2007;10(4):181−6.

24. Pessa JE, Rohrich RJ. Facial topography: clinical anatomy of the face. St. Louis: Quality Medical Publishing; 2012.

25. Farkas LG, et al. Is photogrammetry of the face reliable? Plast Reconstr Surg. 1980;66:346.

26. Park HS, et al. Harmonized profiloplasty using balanced angular profile analysis. Aesthetic Plast Surg. 2004;28:89−97.

27. Mendelson B. In your face: the hidden history of plastic surgery and why looks matter. Hardie Grant Books; 2013.

28. Pearson DC, et al. The ideal nasal profile: rhinoplasty patients vs the general public. Arch Facial Plast Surg. 2004;6(4):257−62.

29. Jones BC, et al. When facial attractiveness is only skin deep. Perception. 2004;33(5):569−76.

30. Kaipainen Anu E, et al. Regional facial asymmetries and attractiveness of the face. Eur J Orthodont. 2015;13:1−7.

31. Berneburg M, et al. Changes in esthetic standards since 1940. Am J Orthod Dentofacial Orthop. 2010;137(4):450.

32. Lee HB, et al. Evaluation of influence of individual facial aesthetic subunits on the cognition of facialattractiveness in public. J Korean Soc Plast Reconstr Surg. 2010;37(4):361−8.

33. Meneghini, et al. Clinical facial analysis: elements, principles, and techniques.Berlin: Springer; 2012.

34. Rhee SC, et al. Balanced angular profile analysis. Plast Reconstr Surg. 2004;114(2):535−44.

35. Liew S, et al. Consensus on changing trends, attitudes, and concepts of Asian beauty. Aesthetic Plast Surg. 2016;40:193−201.

36. Zhuang Z, et al. Facial anthropometric differences among gender, ethnicity, and age groups. Ann Occup Hyg. 2010;54(4):391−402.

37. Swift A, et al. Beautiphication: a global approach to facial beauty. Clin Plast Surg. 2011;38:347−77.

38. Farkas LG, et al. International anthropometric study of facial morphology in various ethnic groups/races. J Craniofac Surg. 2005;16(4):615−46.

39. Narins RS, et al. Validated assessment scales for the lower face. Dermatol Surg. 2012;38:333−42.

40. Soh J, et al. Professional assessment of facial profile attractiveness. Am J Orthod Dentofacial Orthop. 2005;128(6):690−6.

41. Choe KS, et al. The Korean American woman's face: anthropometric measurements and quantitative analysis of facial aesthetics. Arch Facial Plast Surg. 2004; 6(4):244−52.

42. Farkas JP, et al. The science and theory behind facial aging. Plast Reconstr Surg Global Open. 2013;1:e8−15.

43. Ek Chan, et al. Esthetic evaluation of Asian-Chinese profiles from a white perspective. Am J Orthod Dentofacial Orthop. 2008;133(4):532−8.

44. Sadick NS, et al. A novel approach to structural facial volume replacement. Aesthetic Plast Surg. 2013;37:266−76.

45. Fitzgerald R, et al. Update on facial aging. Aesthet Surg J. 2010;30(Suppl):11S−24S.

46. Farkas LG, et al. Anthropometric measurements of the facial framework in adulthood: age-related changes in eight age categories in 600 healthy white North Americans of European ancestry from 16 to 90 years of age. J Craniofac Surg. 2004;15:288−98.

47. Oh HS, et al. Correlations between cepharometic and photographic measurements of facial attractiveness in Chinese and US patients after orthodontic treatment. Am J orthod Dentofacial Orthop. 2009; 136(6):762. e1−14:discussion 762−3.

48. Kahn DM, et al. Overview of current thoughts on facial volume and aging. Facial Plast Surg. 2010;26:350−5.

49. Radlanski RJ, et al. The face: pictorial atlas of clinical anatomy. Quintessence Publishing; 2012.

50. Ekman P, et al. Facial signs of emotional experience. J Pers Soc Psychol. 1980;39:1125−34.

51. Krumhuber EG, et al. Can Duchenne smiles be feigned? New evidence on felt and false smiles. Emotion. 2009; 807−20.

52. Surakka V, et al. Facial and emotional reactions to Duchenne and non-Duchenne smiles. Int J Psychophysiol. 1998;29:23−33.

53. Talarico S, et al. High patient satisfaction of a hyaluronic acid filler producing enduring full-facial volume restoration: An 18-month open multicenter study. Dermatol Surg. 2015;41(12):1361−9.

54. Budai M, et al. Relation between anthropometric and cepharometric measurements and proportions of the face of healthy young white adult men and women. J Craniofac Surg. 2003;14(2):154−61.

填充剂的类型和特性 **2**

2.1 填充剂的类型

恢复因衰老而减少的面部容量是人们长久以来的愿望。甚至在官方许可的填充产品被开发出来之前，人们就已经在面部填充过其他材料。然而，这些材料造成了严重的副作用。如今，由于人们认知水平的提高，使用凡士林或石蜡作为填充材料的情况越来越少。

根据原料的不同，可将填充剂分类。使用最广泛的是透明质酸类填充剂。此外，还有钙、聚甲基丙烯酸甲酯（PMMA）、聚左旋乳酸（PLLA）、胶原蛋白、聚丙烯酰胺和聚己内酯填充剂。

然而，从临床医生的角度来看，填充剂可以分成两大类（图2.1）。

一类是可立即溶解的填充剂，在出现副作用或对填充效果不满意的情况下可立即溶解。另一类是不可溶解的填充剂。对于第一类填充剂，通常可以通过溶解填充材料来解决并发症；而第二类填充剂在注射后一旦出现并发症，需要通过手术移除。

透明质酸填充剂是可溶解的填充剂。尽管也有许多缺点，但它是目前使用最广的填充剂，因为其具有在出现问题时能够即时溶解这一无与伦比的优势。除透明质酸填充剂以外的其他填充剂都被归类为不可溶解的填充剂。

至于可溶解这一属性为什么如此重要，有很多原因。其中很重要的一点是它可以对你能否顺利开立诊所产生影响。

即使有再好的产品和技术，填充操作的并发症也是不可避免的。

能否自己解决并发症对医生来说很重要。虽然靠自己可能无法解决所有可能出现的问题，但医生应该能自行解决绝大部分问题。如果不能解决某个产品的并发症，医生最好不要在给求美者提供治疗时选择该产品。

2.1.1 流行的填充剂的类型

现今市场上有数百种填充剂。韩国注册在案的产品有300多种。因此，临床医生很难根据自己的经验和偏好选择适合自己的填充剂。

2.2 透明质酸填充剂

2.2.1 透明质酸是高分子化合物

透明质酸是皮肤的组成成分之一，以高分子量化合物的形式存在于人体内。人体中约50%的透明质酸存在于皮肤中，它在真皮中的浓度为$0.5 \sim 1$ mg/g。体重为70 kg的成年人体内透明质酸的总量约为15 g，每天约有5 g的透明质酸被透明

13

质酸酶溶解。也就是说，透明质酸在人体内的半衰期只有 1~2 天，如果没有新的透明质酸产生，体内现有的透明质酸在 1 周内即可全部代谢。因此，人体内透明质酸在持续不断地合成。随着年龄的增长，透明质酸会减少，继而皮肤的水分含量和弹性降低。透明质酸不仅在皮肤成纤维细胞中合成，在表皮的角质形成细胞中也会合成。

透明质酸是一种二糖（图 2.2），主要与钠离子结合。

N-乙酰葡糖胺及 D-葡糖醛酸之间由 β-1,3 糖苷键相连，二糖单位之间由 β-1,4 糖苷键相连。

这些二糖以组合形式连续重复，透明质酸在动物和细菌中具有相同的结构（图 2.3）。因此，透明质酸填充剂是从动物或细菌中提取生产的。

2.2.2　透明质酸填充剂的生产过程

想要理解透明质酸填充剂的制造过程，就必须要了解为了使产品完美，制造过程中的每一道工序的作用。同时，了解某道工序出现情况会导致何种后果也是非常重要的。

2.2.2.1　准备透明质酸原料
厂家应选用高质量原料。Friedman 等人发现，当在相同条件下制备填充剂时，使用高质量的原料显著降低了副作用的发生率。

总之，临床医生应该检查填充剂的原料产地。

2.2.2.2　强碱 (NaOH) 溶解（图 2.4）
要使透明质酸和 1,4-丁二醇二缩水甘油醚（1,4-butanediol diglycidyl ether, BDDE）有效结合，pH 需保持在 10 以上。NaOH 是作为溶剂的强碱，必须在制造过程中彻底去除。

2.2.2.3　交联
如上所述，透明质酸在体内的半衰期为 1~2 天。透明质酸制成的透明质酸填充剂需通过交联维持稳定，从而使半衰期更长。交联技术是制造厂家的核心技术，各厂家的交联技术不同。BDDE（图 2.5）、聚亚烷基二醇（poly alkylene glycol, PAG）和二乙烯基砜（divinyl sulfone, DVS）是常用的交联剂。这些交联剂的毒性很大。因此，在透明质酸达到理想的物理性质时使用的交联剂越少越好。总的来说，交联率低且性能稳定的填充剂是优秀的

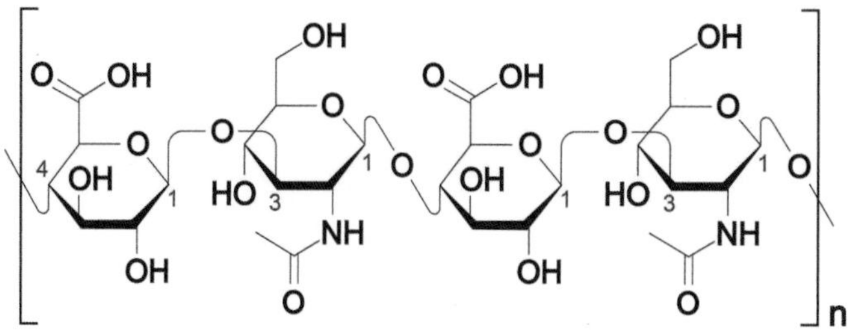

图 2.1　填充剂的分类

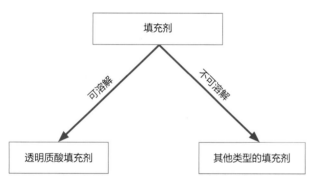

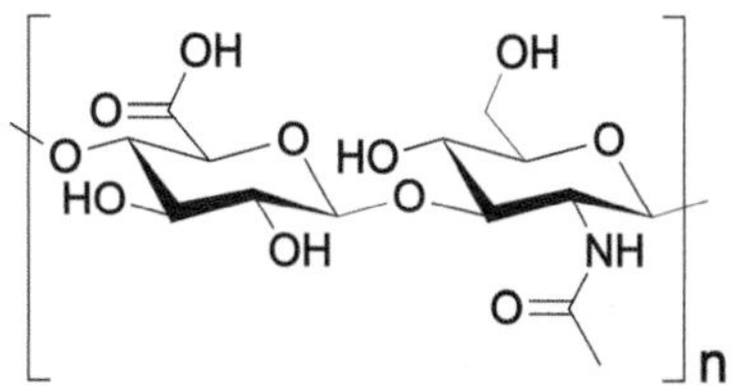

图 2.2　透明质酸的分子结构（重绘）

图 2.3　透明质酸聚合物的结构

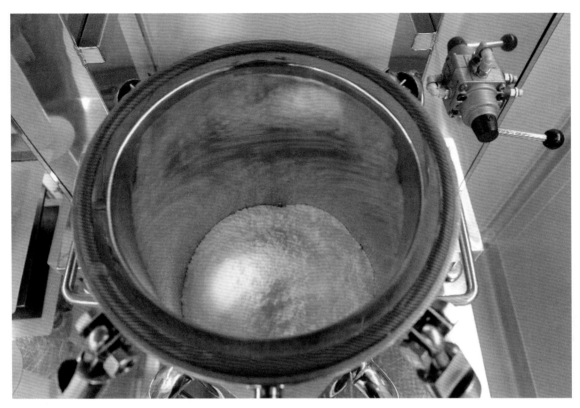

图 2.4 透明质酸的溶解（经 S. THEPHARM 许可使用）

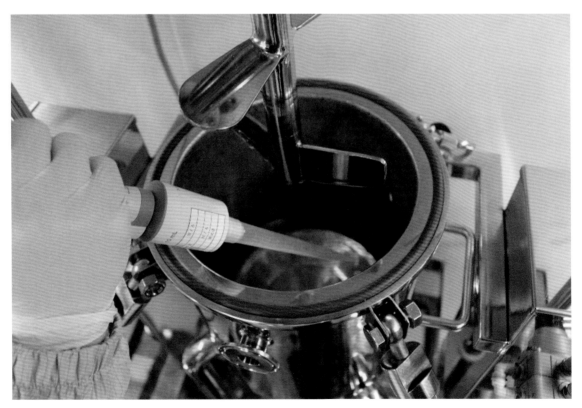

图 2.5 BDDE 交联过程（经 S. THEPHARM 许可使用）

填充剂。交联率过高的填充剂使用起来可能比较危险。交联过程结束后，透明质酸聚集成若干团块（图 2.6）。

2.2.2.4　透析或洗涤

尽管公司不同，但都会在透明质酸交联结束后进行透析或洗涤。该制造工序的目的是去除和中和有毒物质及异物。先前使用的 NaOH 通过调节酸碱度和渗透压被去除。剩余的 BDDE 也会在这道工序中被移除。

透析（图 2.7）通常分为两步。第一步使用 NaCl 溶液进行透析，第二步使用 PBS（磷酸盐缓

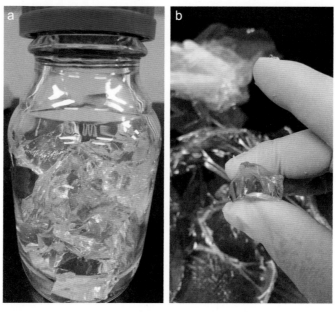

图 2.6　交联完成后的状态（经 S. THEPHARM 许可使用）

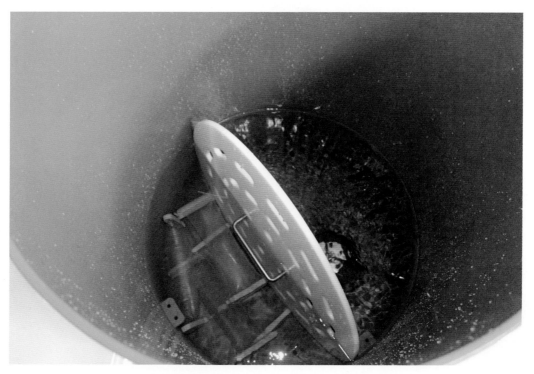

图 2.7　透析（经 S. THEPHARM 许可使用）

冲液）进行透析。

　　这个过程与产品的安全性密切相关。

　　一般来说，要获得产品许可，填充剂的内毒素和 BDDE 残留量应低于一定水平。然而，根据经验，即使产品获得许可，也不能绝对肯定这些物质的残留量达标。因为某些产品在批准／检验过程中仍然会出现问题。这也是选择一款好的填充剂非常困难的原因之一。

　　充分的透析成本高昂。一家公司的产品如果在制造过程中充分透析，那么该公司的产品自然更安全且副作用更少。

　　由于每个公司的制造过程是保密的，因此很难知道其产品的确切制造过程。

　　然而，不难理解洗涤时间足够长的重要性。洗涤足够长的时间，直到检测不到 BDDE 是必要的。虽然制造商有所不同，但洗涤期通常都为 10 天或更长时间。

　　总之，建议询问厂家清洗或透析工序的细节，并确认 BDDE 和内毒素的检查结果。

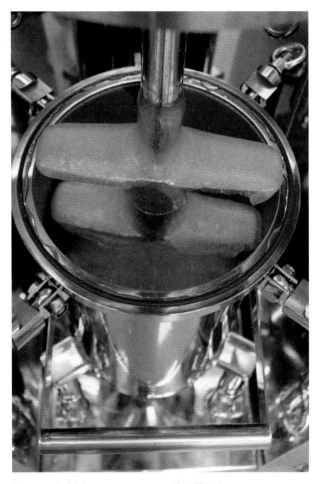

图 2.8　切割（经 S. THEPHARM 许可使用）

2.2.2.5　切割

　　通过切割（图 2.8）可获得大小合适的填充剂。根据填充剂的排列不同，切割过程没有太大差异。填充剂的排列由透明质酸的溶解和交联工艺决定。切割不充分会导致填充剂的推注力不均匀。如果切割时间过长，填充剂可能会发生热损伤，这可能会改变产品的流变学性质。为产品的预期用途找到合适的工艺条件，产生合适的流变学性质非常重要。对切割结果进行验证可用来优化制造工序。

　　切割和筛分工序可以分开或同时进行。该过程因公司技术不同而异。筛分主要用于制造双相填充剂。

2.2.2.6　灌装（图 2.9，2.10）

　　这是将制造完成的填充剂灌装入注射器的过程。该步骤最主要的问题是控制污染。

2.2.2.7　灭菌（图 2.11）

　　一般来说，透明质酸填充剂是单批次生产的（即 LOT）。产品灌装后有一个灭菌工序。如果灭菌时将产品分为 2 个独立部分分别进行，产品的流变学性质可能会有所不同，因为填充剂会受到灭菌过程中微小环境差异的影响。灭菌过程中交联可能被破坏，黏弹性值可能会降低。

2.2.3　透明质酸填充剂的流变学性质

　　反映填充剂流变学性质的客观指标如下。

（1）G^*：复模量。

（2）G'：弹性模量 = 储能模量。

（3）G''：黏性模量 = 损耗模量。

（4）$\tan \delta$。

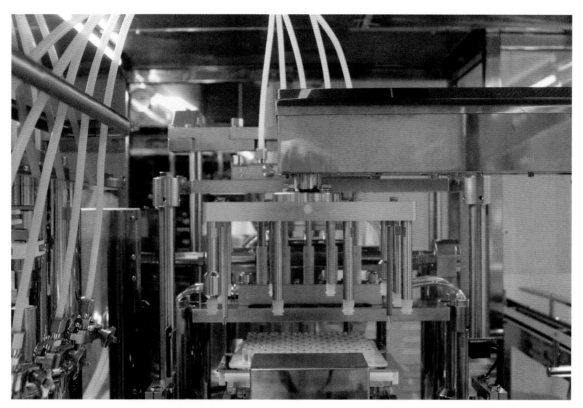

图 2.9　灌装系统（经 S. THEPHARM 许可使用）

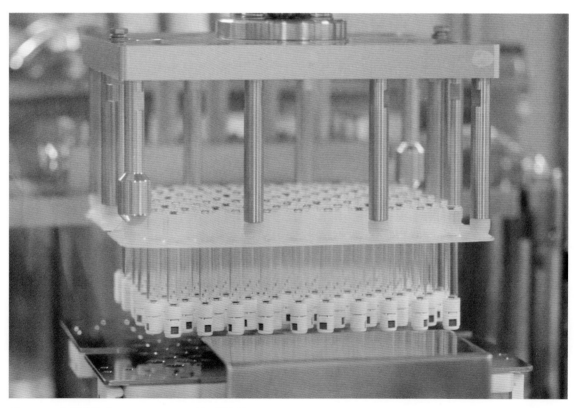

图 2.10　产品灌装（经 S. THEPHARM 许可使用）

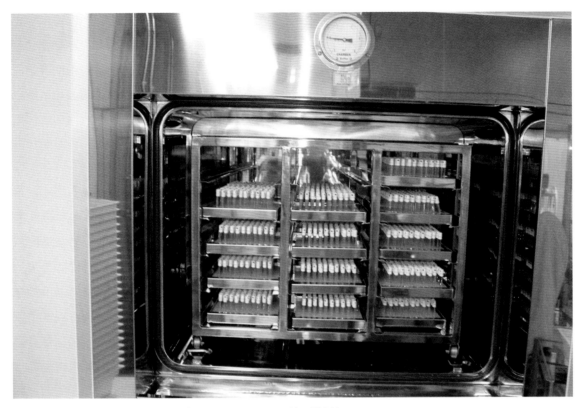

图 2.11　使用高压灭菌器的灭菌工序（经 S. THEPHARM 许可使用）

（5）相位角。

要了解这些指标，首先需要了解填充剂在注射至人体后受到的 4 种外力（图 2.12）。

（1）扭转力。

（2）横向剪切力。

（3）压缩力。

（4）拉伸力。

填充剂对外力的反应由填充剂的 3 种流变学特性决定。它们分别是黏弹性、黏结性和复合黏性，其特征如下。

（1）黏弹性。

当外力施加到填充剂上时，填充剂表现出黏性和弹性两种反应。纯黏性材料，即便外力消失仍会变形；而纯弹性材料，当外力消失时会恢复到原来的形状。

填充剂兼具这两种特性。施加外力时填充剂会发生变形。如果对填充剂施加低于一定水平的外力，然后移除，填充剂将恢复原始外观。然而，如

果对填充剂施加的外力超过了一定水平，即使外力消失，它也不会完全恢复到原来的形状，只能恢复部分形状。

下文将使用上文提到的 G^*、G'、G''、δ 这四个参数来描述黏弹性。

G^* 是利用剪切应力使材料发生形变时所需的总能量。这通常是用来表示填充剂有多"硬"的指标。G^* 值的计算公式是 $\left|G^*\right|=\sqrt{\left(G'\right)^2+\left(G''\right)^2}$，通过公式可以看出，$G^*$ 由 G'、G'' 计算得出。

G' 是储能 / 弹性模量。它是外力使凝胶变形的

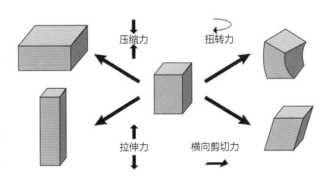

图 2.12　填充剂在注射至人体后受到的 4 种外力

过程中储存在凝胶中的能量，外力消失时储存的能量可用来恢复原来的形状。换句话说，它是凝胶在外力作用下改变形状后恢复原来形状的能力。因此，可以理解为，填充剂的 G' 值越大，恢复原始形状的能力越强。

G'' 为损耗/黏性模量，表示在外力作用下凝胶变形过程中损失的能量。G'' 与黏性不同，是指填充剂在外力作用下变形后，外力消失时防止填充剂恢复原来形状的能力。

理解 G' 和 G'' 很重要。我们一般说的弹性其实指的是 G^*，它是和外力相关的、储存的能量（G'）和损失的能量（G''）之和。

δ（delta）是表示材料特性以弹性为主还是以黏性为主的指标。用 G'' 和 G' 的比值来计算 δ。Tangent δ（$\tan\delta$）$= G''/G'$。$\tan\delta > 1$ 表示 $G'' > G'$，即材料的黏性大于弹性（接近黏性液体形态）。$\tan\delta < 1$ 表示 $G'' < G'$，即弹性大于黏性（接近凝胶样形态）。

在填充过程中，注射器中的填充剂通过细小的锐针或钝针被注射到组织中。在此过程中，填充材料必须变形才能从注射器穿过狭小的针道，这依赖于透明质酸的黏性。而注射到组织中后，填充剂必须再次聚集在一起而形成团块，类似凝胶，拥有一定的弹性。因此，填充剂是兼具黏性和弹性的材料。

（2）黏结性（译者注：有人将"cohesiveness"翻译成"内聚力"，因此处在讨论透明质酸的性质，而非力，故翻译为"黏结性"更为妥当）。

黏结性是交联的填充剂能像果冻一样聚集在一起的特性。黏结性的大小是通过透明质酸含量、交联技术和其他一些制造工艺实现的。在填充剂上垂直施加一定程度的外力，填充剂会四散分离。去除外力后，低黏结性的填充剂因为构成填充材料的分子"裂开"而不会再次合并，但高黏结性的填充剂会重新聚集在一起（图2.13，2.14）。

为治疗某特定区域选择填充剂时，黏结性是需要考虑的重要属性。当然，如果治疗区域非常硬（如真皮），黏结性就不那么重要。因为治疗区域可以阻止填充剂向旁边扩散。另外，如果注射的深度足够，离外力很远，如印第安纹区域，黏结性也不是很重要。然而，当填充剂被注射入薄弱的区域时，黏结性就很重要，在这些部位应用低黏结性的填充剂往往会导致填充剂移位。

（3）复合黏度。

当推注透明质酸使其流动时，会产生推注阻力，推注阻力表示复合黏度的大小。复合黏度越高，推注阻力越大，推注时越困难。

Won Lee 等人计算了各种填充产品所需的推注力。产品不同，所需推注力可能会变化 2～3 倍。将来，当使用某些产品时，如果填充产品标注有推注力的相关信息，那么操作的安全性将大大提高。

一般来说，临床医生会根据求美者术后的临床效果选择产品。在没有一定的流变学知识和信息的情况下，较为常见的是根据同事或导师的建议和经验选择产品。

对临床医生来说，具备关于填充剂的流变学知识非常重要。仅仅去判断填充剂的优劣或者是否合适远远不够。根据流变学的基本原理来指导特定部位填充剂的选择非常有必要，应该应用流变学的参数来解释操作效果。

这些知识能避免为了选择到合适的透明质酸而反复试错。

2.2.4 透明质酸填充剂的选择

在选择透明质酸填充剂之前，需要了解以下内容（表2.1）。

事实上，每当接触一种新的填充剂时，笔者都会对它进行检查，以下为笔者的个人建议。

除了常用的流变学相关物理指标外，还有其他几个选择标准。

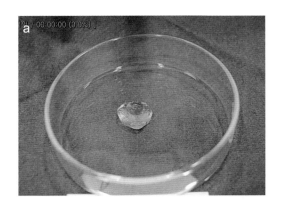
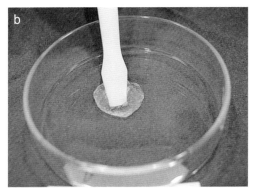
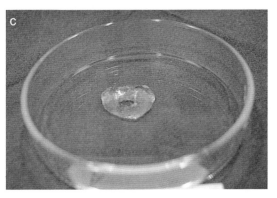

图 2.13　用压舌板按压低黏结性的填充剂（a、b），然后释放，被压区域破裂为孔洞的部分不再聚合（c）（经 DAEHAN medbook 许可使用）

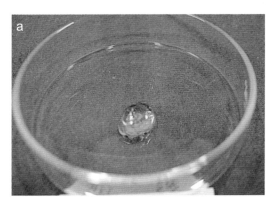
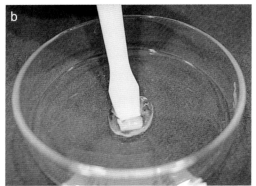
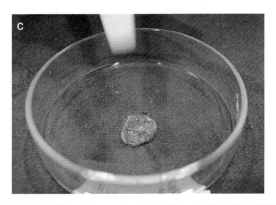

图 2.14　用压舌板按压高黏结性填充剂（a、b），然后释放，被压区域破裂的部分重新聚合（c）（经 DAEHAN medbook 许可使用）

（1）交联。

目前被用作交联剂的化合物有 BDDE、PAG 和 DVS。

这些物质都具有化学反应性和毒性。

最常用的 BDDE 的结构如图 2.15 所示。

环氧基存在于两端，与羟基形成醚键（–OH）透明质酸（图 2.16）。

游离形式的 BDDE 有毒，但与透明质酸交联的 BDDE 是安全的，注射到体内不会发生化学反应。在体内降解的过程中，BDDE 可以在不被激活的情况下被安全地清除。

未与透明质酸结合的游离 BDDE 应在填充剂的制造过程中通过清洗和透析而被彻底去除至检测不到的水平。如果将未去除的游离 BDDE 注入体内，BDDE 的环氧基将与身体组织发生强烈的化学反应。这就是为什么我们在选择填充剂时需要密切关注残留 BDDE 浓度并密切观察填充结果。

BDDE 的一端结合某一特定的分子，另一端为游离状态时称为单联 BDDE。BDDE 的两端都为结合状态时，称为双联 BDDE。在透明质酸填充剂中，BDDE 的两个环氧基都为结合状态时称为交联修饰（或交联型），只有一侧环氧基为结合状态时称为悬挂修饰（或悬挂型）（图 2.17）。单侧悬挂型 BDDE 的数量远大于双侧结合型 BDDE。据先

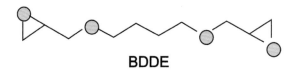

BDDE

图 2.15　BDDE 的结构

前研究报道，悬挂型 BDDE 进入体内会因未反应的环氧基立即与水发生反应而失去毒性。然而，许多临床医生仍怀疑悬挂型 BDDE 可能与某些副作用（如对填充剂的迟发性免疫反应）相关。这些需要进一步研究来证实。

包括笔者在内的许多临床医生都知道，相同黏弹性的填充剂，交联量越少，产品越安全。过去，通过提高交联率来生产更强硬度的产品造成了很多问题。

（2）MOD（修饰程度，MOD = 交联率）。

交联率是指每 100 个透明质酸单体交联的数量（图 2.18）。MOD 值是交联修饰 BDDE 和悬挂修饰 BDDE 的总和。也就是说，MOD = 交联 MOD（cMOD）+ 悬挂 MOD（pMOD）。MOD 值通过磁共振（nuclear magnetic resonance, NMR）来测量。然而 BDDE 只有在交联修饰时才能提供透明质酸填充剂的结构支撑能力。悬挂修饰的 BDDE 无法为填充剂提供结构支撑。

因此，我们使用 SEC/MS 方法来计算交联

表 2.1　选择填充剂时的考虑因素

序号	项目	内容	获取相关信息的方式
1	交联	交联剂的材料	产品手册
2	MOD	交联率	文献或公司内部数据
3	单相与双相	填充剂的物理性质	产品手册中的黏结性测试
4	G^*, G', G''	硬度	公司内部数据
5	黏结性	聚集性	直接测试
6	原材料	优质原料	公司内部数据
7	透明质酸的分子量和浓度	常用的，还是以往没用过的分子量	公司内部数据
8	添加剂	利多卡因、甘露醇、维生素等	产品手册
9	透析或洗涤	纯化精炼过程	公司内部数据
10	推注力	最大和稳定推注力的大小	公司内部数据，直接测试
11	安全性	非正常的组织反应	至少随访 6 个月

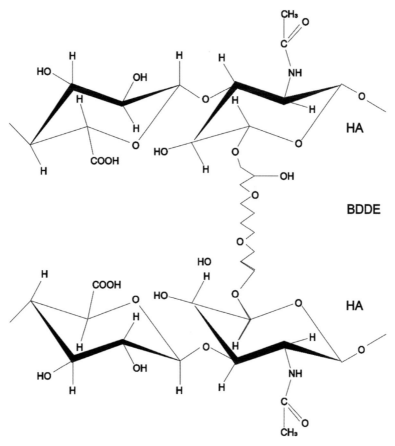

图 2.16 BDDE 和透明质酸的连接

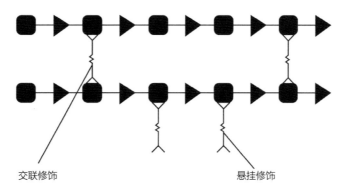

交联修饰　　　　　　　　　　　　　悬挂修饰

图 2.17 交联修饰与悬挂修饰

MOD 值，而不是 NMR 的方法。

MOD 值因产品而异。各个填充剂公司会生产 G'、G''、G^* 值处于一定水平的类似产品，但交联剂的含量取决于制造工艺。通常，MOD 值为 1% ~ 10%。

美容医学中使用的产品的 MOD 值如图 2.19 所示。从图中可以看出，MOD 值因产品而异。

换句话说，有的产品尽管使用了较少的交联剂，MOD 值低，但其黏弹性与使用较多交联剂的产品相比没有显著差异。

公司生产的填充剂可以在具有相似流变学性质的情况下有不同的 MOD 值，这是因为支撑透明质酸填充剂结构的功能是通过交联修饰实现的。虽然 MOD 会因产品不同而异，但在透明质酸流变学性

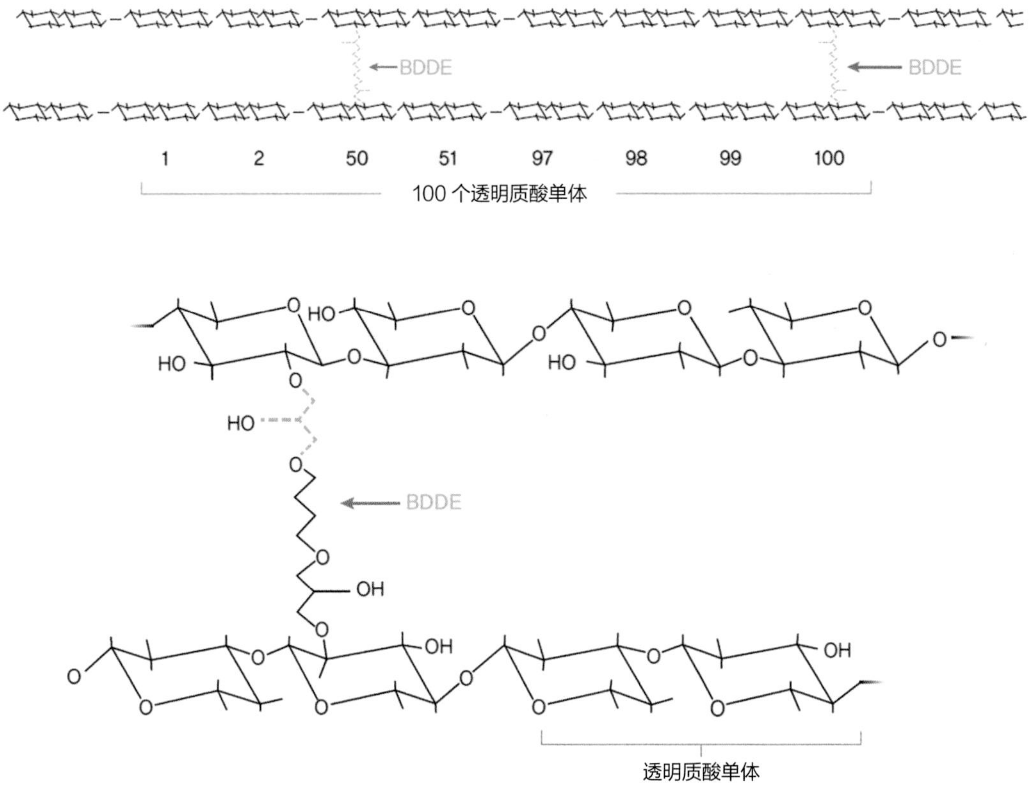

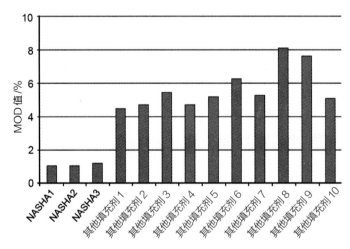

图 2.18　交联率（经 DAEHAN 医学图书许可）

图 2.19　各种填充剂的 MOD 值

质相似的情况下 cMOD 值的差异却不大。因此，MOD 值的差异可归因于 pMOD 值的差异。

交联剂基本上都是有毒物质，关于悬挂型 BDDE 的安全性一直存在争议。所以，在具有类似黏弹性的产品中选择较少交联剂的产品会更安全。

修饰效率（modification efficiency, MoE）可以用来描述这一概念。

MoE = 凝胶强度 ÷ MOD，它表示需要获得一定强度时填充剂的 MOD 值。高 MoE 产品的 MOD 值较低。换句话说，高 MoE 产品所用的交联剂较少。

市场上所用产品的 MoE 如图 2.20 所示。

（3）双相与单相填充剂。

填充剂也可分为双相和单相。

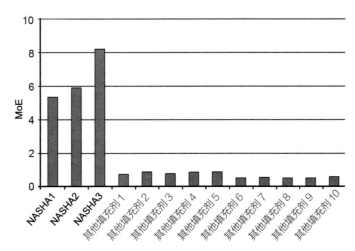

图 2.20　各种填充剂的 MoE

在双相填充剂的制造过程中，透明质酸首先通过交联形成透明质酸凝胶，接着将凝胶筛分成特定大小的颗粒。然后，将非交联的游离透明质酸作为润滑剂和颗粒混合。之所以使用"双相"一词，是因为制成的填充剂为交联和非交联透明质酸的混合物。

单相透明质酸是通过研磨和切割固体透明质酸凝胶制成的填充剂。由于没有添加游离透明质酸，因此称之为"单相"。

双相填充剂根据颗粒的大小进行分类。小颗粒的透明质酸用于浅表皱纹和卧蚕的填充，大颗粒的透明质酸用于容量填充。

单相填充剂根据透明质酸的浓度进行分类。低浓度填充剂用于浅表皱纹的填充，高浓度填充剂用于容量填充。

两种透明质酸填充剂的流变学性质差异如下文所述。近年来，随着制造技术的日益发展和多样化，两者之间的差异已较前缩小。

a. 凝胶强度。双相填充剂具有更高的 G^* 值。这说明双相透明质酸因为很硬，所以在注射后可以将形状保持得更好。

b. MOD。双相填充剂的 MOD 值很小，因为它们使用的交联剂相对较少。

c. 注射后容量的维持。双相填充剂中含有游离透明质酸（用作润滑剂）。因为游离透明质酸的半衰期只有 1 天，在填充后数日，游离透明质酸被吸收。

注射相同量的透明质酸填充剂时，数日后，单相透明质酸比双相透明质酸留在体内的量要多。然而，在注射后，透明质酸形状和体积的维持涉及多种因素。

d. 黏结性。这是双相填充剂和单相填充剂之间差异最明显的特性。单相填充剂的黏结性比双相填充剂优越。

e. 推注力。单相填充剂的推注力较双相填充剂相对更恒定。

（4）G'，G''。

这些指标决定了填充剂的硬度和黏弹性。可以通过产品手册或公司内部数据获取 G' 和 G'' 值。

（5）黏结性。

针对不同治疗部位选择不同黏结性的产品非常重要。双相填充剂和单相填充剂的黏结性有很大的差异。

在额部不适合注射低黏结性的填充剂。因为额部的软组织很薄，施加在皮肤上的外力很容易传递到填充剂上。因此，如果有一个较大的外力作用于治疗部位，填充剂会变形，失去原有形状，同时填充剂可能很容易分裂。黏结性低的填充剂在这种情况下无法恢复其原始形状。

（6）原材料。

必须使用高质量的原材料。已有研究揭示了原材料的重要性。不同质量的原材料通过相同的生产工艺生产，使用高质量原材料的产品发生副作用的概率较低。应尽量获取公司内部数据，确保填充剂所用的原材料为优品。

（7）透明质酸的分子量和浓度。

透明质酸填充剂有数百种之多。然而，在各产品之间，作为原料的透明质酸的分子量或浓度并没有很大差异。目前使用的细菌来源的透明质酸的分子量为 $1.94 \times 10^6 \sim 2.48 \times 10^6 u$（150 万至250 万 Da）。通常，分子量较高的透明质酸用于制作双相填充剂。浓度通常为 $15 \sim 25$ mg/ml，大多数为 20 mg/ml。多年的制造经验总结出了生产安全产品的基本方法。当然，每家公司都有自己的技术诀窍。当使用与传统的制造方法有较大差别的新产品时，建议至少观察 6 个月，以确定产品的安全性。建议对这些新产品持保守态度。

（8）添加剂：抗氧化剂。

可通过向填充剂中添加一些成分来产生额外效果。最常见的是添加 3% 利多卡因以用于镇痛。另外，也可以添加维生素和抗氧化剂。含有抗氧化剂的填充剂值得注意。

注射填充会导致某些组织损伤，产生自由基。填充剂的降解分为两步。首先，降解由自由基来实现。自由基很小，它们可以自由地进入填充剂之间天然存在的孔隙，可以破坏透明质酸的结构。接着，透明质酸填充剂被透明质酸酶降解。透明质酸酶是大分子，无法进入填充剂之间天然存在的孔隙，所以它只作用于直接接触的填充剂的外表面（图 2.21）。

这就是为什么在一开始注射填充剂时抑制自由基活性可以延长填充剂的持续时间。事实上，有些填充剂含有抗氧化剂，用以清除自由基。根据临床经验，这类产品的持续时间相对较长（图 2.22）。通常，甘露醇会作为抗氧化剂被添加到填充剂中。

甘露醇作为抗氧化剂具有以下特点。

a. 抗氧化功能可防止填充开始后自由基对填充剂的破坏，从而延长填充剂的保留时间。

b. 抗氧化剂具有抗菌作用。

c. 甘露醇是一种吸水性聚合物。填充后填充剂的体积将略大于实际注射的体积。

（9）透析或洗涤。

透析或洗涤用于去除交联过程中必须使用的一些有毒物质，如 NaOH、残留的 BDDE、内毒素等。透明质酸凝胶以固体形式存在，需要很长时间才能将其中的有毒物质清除。每家公司都有自己的洗涤或透析方法。一般来说，一天的透析或洗涤算作一个周期。现在该工序没有标准的方案，每家公司的清洁方法和时间都是保密的，因此很难获得准确的信息。

不幸的是，除了相信公司提供的有关 BDDE 残留和内毒素水平的数据外，我们别无选择。因此，那些被认证为安全的填充剂在使用后仍有引发副作用的可能。应该在问题出现时积极地去解决。

如果填充后出现感染、过敏或严重的组织反应，笔者会按以下 4 个步骤进行检查。

a. 检查本院是否有类似的病例。

b. 检查本院同一产品批号的产品在使用后是否有类似的病例。

c. 检查附近的医院是否有使用同类产品后出现类似反应的情况。

d. 联系生产厂家，检查同批号产品是否在使用后引发了类似反应。

（10）推注力。

当第一次使用某产品时，操作人员需要试验下产品的推注力。

打开包装后，连接所包含的针头，用最小的力量开始推注。检查需要多大的力才能将填充剂从针尖推出，并观察在将透明质酸推注出针尖后，推注力是否稳定。

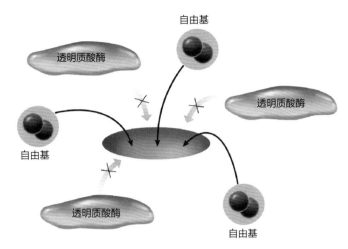

图 2.21　透明质酸酶与自由基的作用

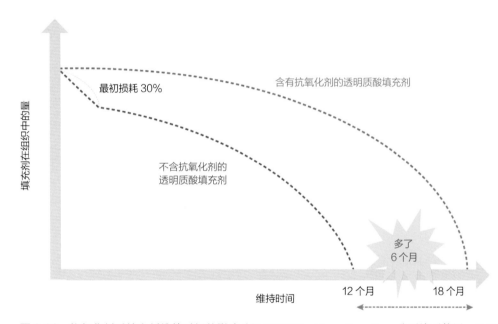

图 2.22　抗氧化剂对填充剂维持时间的影响（经 VIVACY、Chong Keun Dang 公司许可使用。经 DAEHAN medbook 许可使用）

（11）安全性。

虽然透明质酸填充剂有多种副作用，但根据发生的时间不同分为即刻副作用和迟发性副作用。即刻副作用指的是操作后立即发生的副作用，包括过敏反应及血管内注射造成的失明等。填充注射后 1 个月甚至 3～4 个月出现的未知炎症反应是一种迟发性副作用。

迟发性副作用很难用单一病因解释。求美者免疫系统的问题、潜在的感染甚至产品本身的问题都可引起。当迟发性副作用发生时，医务人员和求美者都会感到沮丧。

如果某一特定产品出现了迟发性副作用，临床医生应立即停止使用该产品并进行检查。检查在同一时间使用同一产品的其他求美者是否有类似的问题。不管产品是什么，都要检查同期是否有频繁出现的副作用。如果附近医院在使用出现问题的同一制造商的产品，检查是否有类似情况出现。

如果问题在于操作医生，则应改进手术操作。

如果认为产品有问题，应该和生产该产品的公司沟通，进行同批次产品的回收和调换。如果在检查特定产品的安全性之前大量使用该产品，则很难应对迟发性副作用。因此，对于新开发的产品，应该花足够的时间观察副作用的发生。建议至少观察6个月。

2.3　钙填充剂

钙填充剂（图 2.23）有 2 种成分。第一种是羟基磷灰石钙（CaHA）－ $Ca_{10}(PO_4)_6(OH)_2$（图 2.24），第二种是凝胶载体（gel carrier）。CaHA 是一种生物相容性材料，在医学领域已经应用了几十年。

羟基磷灰石占填充剂体积的 30%。它是存在于人体中的一种成分，由直径 20 ~ 45 μm 的颗粒组成。在注入体内后，随着时间的推移，它会刺激周围的组织，促进胶原蛋白的形成，然后通过代谢过程降解和从体内清除。

凝胶载体占钙填充剂体积的 70%，由羧甲基纤维素钠、甘油和无菌水组成。它的高分子量和黏弹性使得它比透明质酸填充剂在保持形状方面更有吸引力。

钙填充剂被注射到组织中后的代谢过程如图 2.25 所示。

钙填充剂与透明质酸填充剂的特点如下。

a. 钙填充剂的维持时间比透明质酸填充剂要长。

b. 新的胶原蛋白在凝胶载体被吸收后会长入填充空隙。

c. 钙填充剂不能被溶解。

d. 由于钙填充剂具有较高的黏弹性，适用于使用透明质酸填充后满意度较低的部位（如鼻部等）。

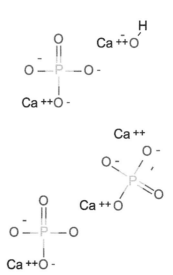

图 2.24　羟基磷灰石钙

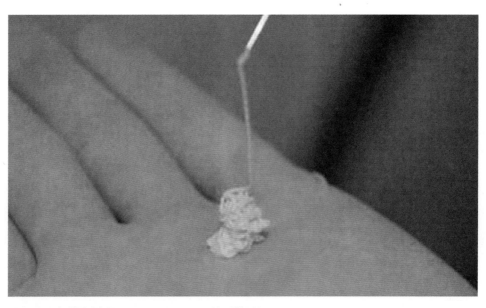

图 2.23　钙填充剂（经 DAEHAN medbook 许可使用）

a

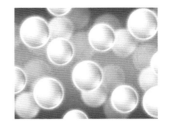
RADIESSE 内的羟基磷灰石钙微球悬浮在水凝胶载体中

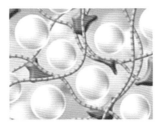
注射入人体后，它可以提供即刻的容量填充和形态矫正作用，还可以刺激自身胶原蛋白再生

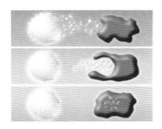
随着时间的推移，凝胶被吸收，CaHA 微球被代谢，留下自身增生的天然胶原蛋白

b

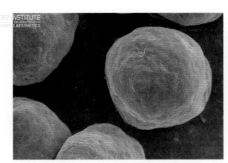
完整的、未降解的 CaHA 微球

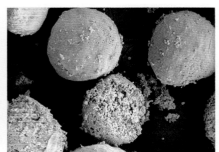
部分降解的 CaHA 微球

图 2.25　钙填充剂的代谢。a. 示意图；b. 扫描电镜照片（经 Merz 公司许可使用）

e. 除容量填充外，钙填充剂还广泛用于改善皮肤纹理。

2.4　聚己内酯填充剂

在各种聚合物中，有些材料已被证实具有医用安全性。这些聚合物已有多种被应用于临床，如聚己内酯填充剂、聚对二氧环乙酮（polydioxanone，PDO）线以及鼻或乳房假体的支架。

聚己内酯填充剂由 30% 的聚己内酯（poly caprolactone，PCL）颗粒和 70% 的羧甲基纤维素（carboxy methylcellulose，CMC）凝胶载体组成，呈球形，表面光滑（图 2.26）。PCL 和 CMC 都是完全可吸收的物质。

注射后，CMC 凝胶载体在几周内被巨噬细胞吞噬。而 PCL 球由于其特定的大小（直径为 25～50 mm）和完全光滑的球状外形，不能被巨噬

细胞吞噬，但被一层巨噬细胞包围。包绕着 PCL 的凝胶载体被吞噬后留下的空间会被增生的胶原蛋白占据（图 2.27）。

临床医生应该了解 PCL 填充剂的自然代谢过程。PCL 填充剂被注射到体内后，会因为水肿而轻微肿胀，但当肿胀减轻后体积会减小。凝胶载体被吸收后，会被胶原蛋白代替。在此期间，体积似乎进一步下降。在接下来的几周，胶原蛋白被刺激增生，体积增加。求美者接受治疗后可能会抱怨填充剂在注射后 2～4 周似乎消失了。此时，如果不正确理解 PCL 填充剂在体内的自然代谢过程，而将额外填充剂注入治疗区域，可能会发生过度矫正。

一般来说，直径小于 15 μm 的微球可被吞噬去除。而当微球的直径大于 15 μm 且表面不规则时，PCL 填充剂则会引发炎症和异物肉芽肿。

PCL 填充剂的迟发性副作用之一是异物肉芽

肿。慢性炎症作为一种免疫反应发生在填充剂注射部位，这时填充材料被认为是有害的异物。由于填充剂颗粒较大，巨噬细胞无法吞噬它们。故而，巨噬细胞改变策略，通过融合形成巨细胞来包围异物，从而起到隔离作用。炎症持续存在导致纤维化过度和组织增生。

对于这类填充剂，制造过程中重要的是要做成一个具有光滑表面的球体。

一些临床医生在使用钙填充剂或 PCL 填充剂时，为了让它们更加柔软，会将生理盐水或利多卡因与之混合。然而，在混合过程中，填充剂成分的均匀性受到了破坏，并且存在颗粒损坏的可能性。在体外将生理盐水与 PCL 填充剂混合 1 分钟和 24 小时后，填充剂的变化如图 2.28 所示。而且在混合过程中还存在污染问题，因此笔者不推荐这种方法。

2.5　填充剂的选择

初学者应该使用透明质酸这一可溶解的填充剂。除了注射入血管而引起的一些严重的副作用外，透明质酸酶是可以立即治疗副作用的。

在积累了更多的操作经验和信心后，可以逐步尝试使用钙填充剂或聚己内酯填充剂。由于这些填充剂不能溶解，在操作过程中必须非常小心。

对于填充剂的选择，建议选择那些已被证实为安全的产品。如前所述，建议在观察至少 6 个月后才使用新开发并被批准进入市场的填充剂。对初学

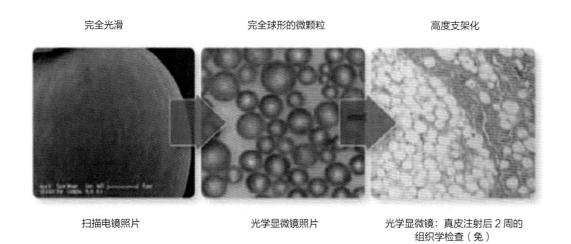

完全光滑　　　　　　　　完全球形的微颗粒　　　　　　　　高度支架化

扫描电镜照片　　　　　　光学显微镜照片　　　　　　光学显微镜：真皮注射后 2 周的组织学检查（兔）

图 2.26　聚己内酯颗粒（经 Sinclair 公司许可使用）

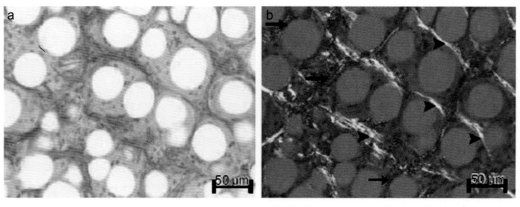

图 2.27　PCL 填充剂注射后的变化（经 Sinclair 公司许可使用）

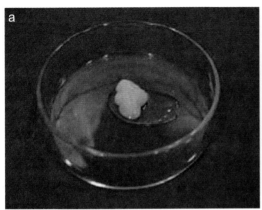
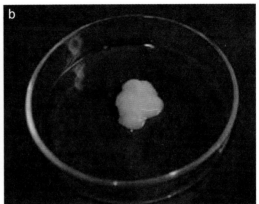

图 2.28　PCL 填充剂与生理盐水的混合实验。a. 混合 1 分钟后；b. 混合 24 小时后

者来说，当出现副作用时，可能无法应对。那些由不良产品引起的副作用应尽量避免。

比实际选择填充剂更困难的是如何处理填充后的并发症。市面上可以买到的填充剂已被证实是安全的。然而，即使是被证实为安全的产品，也会由于生产过程中的一些差错而在某些时候出现问题。如何处理这些情况将在第 6 章中进行更为详细的讨论。

参考文献

1. Tezel A, Fredrickson G. The science of hyaluronic acid dermal fillers. J Cosmet Laser Therapy. 2008;10:35–42.
2. Park KY, Kim HK, Kim BJ. Comparative study of hyaluronic acid fillers by in vitro and in vivo testing. J Eur Acad Dermatol Venereol. 2014;28(5):565–8.
3. Flynn TC, et al. Comparative histology of intradermal implantation of mono and biphasic hyaluronic acid fillers. Dermtol Surg. 2011;37(5):637–643.
4. Park S, et al. Investigation of the degradationretarding effect caused by the low swelling capacity of a novel hyaluronic acid filler developed by solidphase crosslinking technology. Ann Dermatol. 2014;26(3).
5. Pierre S, et al. Basics of dermal filler Rheology. Dermatol Surg. 2015;41:S120–6.
6. Kablik J, et al. Comparative physical physical properties of hyaluronic acid dermal filler. Dermatol Surg. 2009;35:302–312.
7. Falcone S, et al. Cross-linked hyaluronic acid dermal fillers: a comparison of rheological properties. J Biomed Mater Res. 2008;87A:264–71.
8. Borrell M, et al. Lifting capacities of hyaluronic acid fillers. J Cosmet Laser Ther. 2011;13:21–7.
9. Stern R, et al. Hyaluronan catabolism: a new metabolic pathway. Eur J Cell Biol. 2004;83:317–25.
10. Kim JE, et al. Hyaluronic acid fillers: history and overview. Facial Plast Surg 2011;27:523–8.
11. Fraser JRE, et al. Turn over and metabolism of hyaluronan. The biology of hyaluronan. Ciba Found Symp. 1989;143:41–59.
12. Ramos-e-Silva M, et al. STYLAGE®: a range of hyaluronic acid dermal fillers containing mannitol. Physical properties and review of the literature. Clin, Cosmet Investig Dermatol. 2013;6:257–261.
13. Sundaram H, et al. Biophysical characteristics of hyaluronic acid soft-tissue fillers and their relevance to aesthetic applications. Plast. Reconstr. Surg. 2013;132:5S.
14. Kho IS, Lee W, Hyaluronic acid filler and hyaluronidase filler complications. Spinger Nature. pp. 27–40.
15. Oh B, Kim B. Safe filler injection technique demonstration using live imaging tools. DAEHAN 2017.
16. Edsman K, et al. Gel properties of hyaluronic acid dermal fillers. Dermatol Surg. 2012;38:1170–9.
17. Yang B, et al. Determination of medification degree in BDDE-modified hyaluronic acid hydrogel by SEC/MS Carbohydr Polym. 2015;131:233–239.
18. Andre P. Free radical scavenging properties of mannitol and its role as a constituent of hyaluronic acid fillers: a literature review. Int J Cosmet Sci. 27 December 2016.
19. Wende F, et al. Determination of substitution position in hyaluronic acid hydrogels using NMR and MS based methods. Carbohyd Polym. 2016;136:1348–57.
20. Hobar, et al. Porous hydroxyapatite granules for alloplastic enhancement of the facial region. Clin Plast Surg. 2000;27:557–69.
21. Bioform Medical Inc. Regulatory issues. 2007. [online]. Accessed October 25, 2007.

3 注射填充的相关解剖学

3.1 血管和神经

面部分布着大量的血管，所以几乎不可能在不损伤血管的情况下注射填充剂。了解血管的结构和动脉的位置关系是为了更好地避免并发症，这些并发症包括皮肤坏死和视觉相关并发症。图3.1显示的是眶上动脉和滑车上动脉，这两条动脉最容易涉及此类并发症。当然，如果填充剂误入颞浅动脉，填充剂也可以通过眶上动脉或滑车上动脉到达眼动脉，这些最终都会导致视觉相关并发症。

面动脉通常在近下颌骨下缘中点及咬肌前缘处向上走行。在下颌周围的浅表脂肪层注射填充剂相对安全，因为血管在越过下颌骨时处在较深的位置（图3.1）。这条向上走行的动脉在嘴角周围可以弯曲，并且可以在面部肌肉处上下穿行。此外，上行的面动脉在鼻唇沟处进出，发出多个分布到鼻和嘴唇的分支。嘴唇处的软组织足够柔软，注射填充后压力较小，血供充足，不易引起并发症。然而，鼻部组织较硬，容纳填充剂的空间较小，注入填充剂后会增加周围组织的压力。此外，由于面动脉及其分支在上行过程中变细，即使较小的压力也可能阻塞这些血管，从而可能导致鼻部周围局部坏死。

虽然有时面动脉在上行过程中不会分出鼻背动脉分支，但从面动脉发出的鼻背动脉和眶上动脉与眼动脉相连，它们被阻塞是临床上发生视觉相关并发症的重要原因。了解动脉所处的深度也很重要，因为这能帮助确定安全的注射层次。

直接在鼻唇区的骨面注射填充剂相对安全，因为角动脉所处层次较浅，经常在皮下和肌肉层之间走行。如果医生在进行注射填充时用另外一只手的手指沿着动脉走行方向按压住血管的远端，操作会更安全，因为如果填充剂进入血管，这一动作可以防止其沿血管向上移动。

在眉部附近注射填充剂时，会遇到滑车上动脉和眶上动脉，它们起源于眶缘内深处，向上走行并浅出至表层。滑车上动脉以浅支为主，眶上动脉常在眶缘上方1 cm处分为浅、深两支。不像鼻唇沟手术（深部注射是安全的），因为眶上动脉发出骨面的深支，深部注射并非绝对安全。因此，在操作时用另外一只手按压住眶缘的眶上动脉可以防止填充剂入血后沿血管逆行入眼动脉。

其他需要注意的血管结构有两眼间的内眦间静脉、位于泪沟下方的角静脉以及位于颞区颞筋膜浅、深两层之间的颞中静脉（图3.2）。虽然由静脉导致的视觉相关并发症并非常规事件，但仍有观点认为，通过静脉产生的血管相关并发症仍是不可忽视的问题。当然，在不造成任何血管损伤的情况下进行手术是不可能的，所以在注射填充时首先应避开危险的动脉，如果可能的话，避开静脉。

在注射填充操作时，对于神经损伤不需要太过

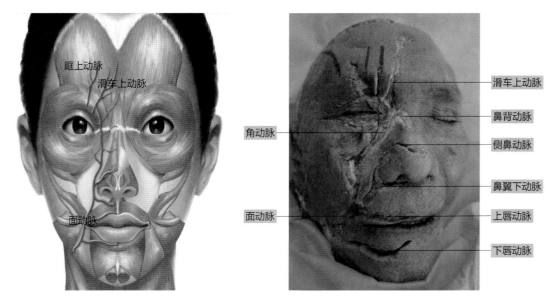

图 3.1 面部动脉

担心。因为填充剂穿刺神经导致严重副作用的情况非常罕见。神经损伤表现为损伤区域持续的疼痛，可能是由钝针或锐针损伤感觉神经所致。一般疼痛会在几天内消失，但严重情况下，疼痛也可能会持续 1 个月以上。

面部的感觉主要受第 V 对脑神经（三叉神经）支配（图 3.3），三叉神经第 1 支的滑车上神经和眶上神经起源于眶内上缘。它们有同名的动脉伴行，但也不总是在一起。眶上神经深支在颞上隔内

侧 2 cm 处深入骨膜附近，其余神经从眶缘穿出，向上穿过帽状腱膜层至皮下层（图 3.4）。

三叉神经第 2 支的眶下神经连同第 3 支的颏神经是中面部及下面部的重要感觉神经，它们都位于瞳孔中线附近（图 3.3）。眶下神经通常在眶缘下 1 cm 处出现，它向内下方发出许多分支，其在治疗鼻唇沟、上唇和泪沟时具有重要的临床意义。颏神经与下唇和下腭手术有关，有大量分支向内上方发出。

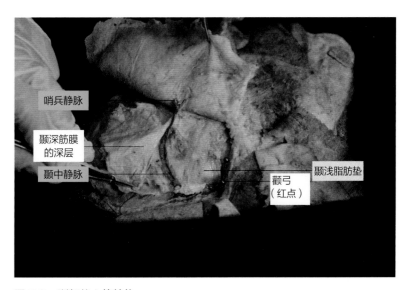

图 3.2 颞部的血管结构

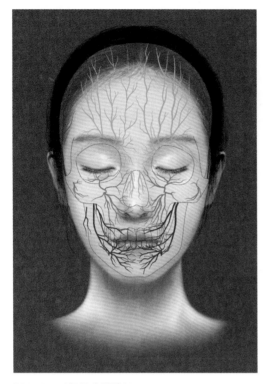

图 3.3　面部的感觉神经

此外，颞部和额外侧区域的感觉由耳颞神经支配（图 3.3），耳周和乳突区域的感觉由耳大神经（图 3.5）支配。

在注射填充剂的过程中，运动神经不太可能受到损伤。无论使用多么锋利的针，切断神经都是困难的，但是，如果钝针或锐针反复移动太多，可能会发生一些神经损伤。面部运动神经主要受面神经（Ⅶ）支配，自上至下有 5 支分支：颞支、颧支、颊支、下颌缘支、颈支（图 3.6）。除面神经颞支外，其余 4 支均位于面部深筋膜下，面神经颞支向上略超过颧骨上方 1 cm，并贴着 SMAS 底部。因此，当在颞浅筋膜和深筋膜之间注射填充剂时，必须意识到神经就在这个区域周围。

3.2　脂肪室和肌肉

面部曾经被概念化为一个大气球，需要进行手术填充（如果容量不够）或抽吸（如果容量过量）。虽然现在这一概念没有明显变化，但面部解剖学研究表明，面部的脂肪不是完整的一大块，而是分为很多小的脂肪室。这些局部脂肪室大体上可以分为浅层脂肪室和深层脂肪室。浅层脂肪室内的脂肪细胞较大，随着年龄的增长，浅层脂肪整体会增加。相比之下，深层脂肪室较小，随着年龄的增长，脂肪量会减少。研究还发现，所有的局部脂肪室内的脂肪，无论其深度如何，都会随着时间的推移而在重力的影响下向下移位。

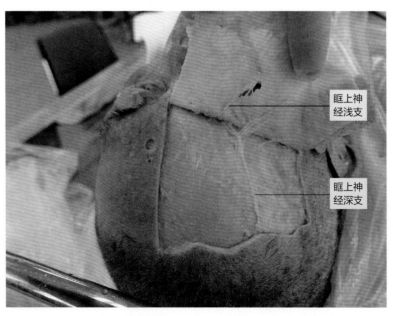

图 3.4　眶上神经的浅支和深支

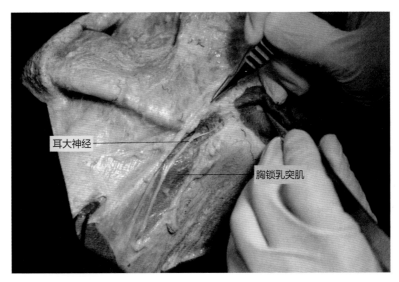

图 3.5 耳大神经

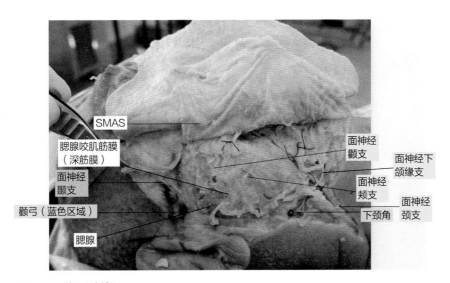

图 3.6 面部运动神经

　　一些医生声称，将这些脂肪层视为复合体并进行区域划分没有临床意义。事实上，区域的划分也确实不能用肉眼分辨。每次填充操作时都对脂肪室进行准确的定位非常困难并且意义不大。然而，为了在操作前预估注射量，有必要尽可能多地了解脂肪室、固定韧带和皮肤等结构的组合。那些对皱纹的成因进行分析并深入理解再进行治疗的医生，和那些只看到皱纹本身的医生，取得的治疗效果是不同的。

　　图 3.7 a 显示浅层脂肪室，图 3.7 b 显示深层脂肪室。当然，对于上述分类，解剖学家还没有形成共识。此外，面部提升术或解剖尸体时发现的层次并不如图中显示的那样清楚。所有的脂肪层都与周围结构（如肌肉、神经和血管）交织在一起，看起来就像是一个组合结构。然而，根据图 3.8，就能理解为什么许多人将这些区域视为不同的分区。图 3.8 展示了浅层和深层脂肪室，以及粉色线条所代表的面部皱纹。上面部的额纹和眉间纹看起来似乎与脂肪室没有太多联系。Pessa 等解剖学家表示，围绕着眉间的脂肪层又可被细分为几个部分，他们对此进行了命名并探讨了这些脂肪层和局部脂肪室的关系。然而，在更大的背景下，它可能没有那么

重要。仔细观察其他皱纹，会发现它们与局部脂肪室的关系。例如，眼轮匝肌下脂肪（suborbicularis oculi fat, SOOF）、颊内侧深脂肪垫和颏下脂肪分别

与颊中沟、鼻唇沟和颏唇沟有关。有趣的是，虽然浅表脂肪室的边界与面部沟壑相对应，但深层脂肪层却不受这些沟壑的限制，而是延伸到沟壑之外。

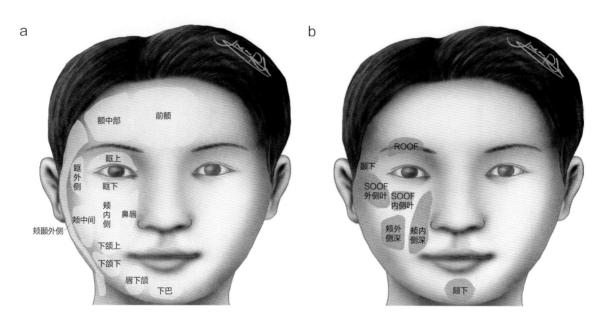

图 3.7　浅层（a）和深层（b）脂肪室

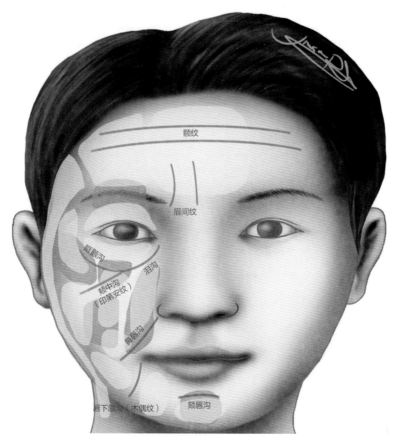

图 3.8　脂肪室与表面皱纹之间的关系

也就是说，在这些部位深层注射填充剂可以起到减少皱纹的作用。

　　在唇下颌沟的内侧有唇下颌脂肪室，在唇下颌沟外侧有下颌上、下脂肪室。解剖学研究表明，随着年龄的增长，唇下颌脂肪减少，而颊脂肪增加。因此，可以通过对下颌脂肪进行抽吸或提升以及对内侧的唇下颌脂肪进行填充来减轻唇下颌沟。

　　颊脂肪的位置比深部脂肪室更深，其体积约为 10 cm³。对于颊脂肪的确切边界，学界仍有不同的意见，有人将其描述为颊脂肪的颊侧延伸。颊脂肪向上延伸到颞部，又称为颞深脂肪垫。在凹陷的面颊中它也起着重要作用，因为它从颧弓下方的深处支撑着面颊的所有软组织。颊脂肪还能减少吮吸（如新生儿和婴儿的吮吸）过程中的摩擦，并通过缓冲保护神经和血管等重要结构。然而，随着年龄的增长，咬肌变得更发达，颊脂肪的功能就会减弱。一直到大约 50 岁，颊脂肪的含量仅轻微增加；

50 岁后，颊脂肪的体积随着年龄的增长而减少，这与深层脂肪的变化相似。颊脂肪减少被认为是面颊凹陷的主要原因，但向颊脂肪内直接填充或注射脂肪是危险的，因为颊脂肪中有血管、神经和腮腺导管穿过。

3.3　固定韧带

　　在图 3.9 中，黑色区域显示的是面部的固定韧带，粉色线条表示面部的皱纹。前额和眉间纹通常较少与固定韧带相关，它们由肌肉运动引起，但中面部的固定韧带和表面皱纹之间的关系紧密。

　　固定韧带分为两大类：从骨骼到皮肤的真性固定韧带和结缔组织中间层（如肌肉和脂肪层）至皮肤的假性固定韧带。传统上，眶固定韧带、颧韧带、上颌韧带和下颌韧带被视为真性固定韧带，而其余韧带被视为假性固定韧带。固定韧带可以与周

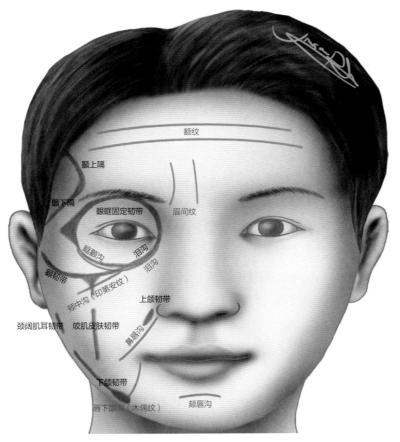

图 3.9　固定韧带与表面皱纹的关系

围组织清楚地区分开来，它看起来是一束坚硬的软组织。"真"和"假"之间的区别正在逐渐变化。更为重要的是由固定韧带引起的面部的皱纹应该如何矫正。

并非所有面部皱纹都与固定韧带紧密相关，但颊中沟和唇下颌沟（也称为木偶纹）与固定韧带密切相关。

导致泪槽畸形的原因有很多，例如眼睑和面颊周围皮肤厚度的差异、脂肪室的变化以及眼轮匝肌边界的变化。然而，最大的成因可能是由于泪沟韧带。这条韧带可以被认为是眼轮匝肌固定韧带的一部分，它发出的纤维将骨骼和皮肤连接到一起。类似的，外侧的眶颧韧带形成了眶沟，但这一部分韧带较厚并且有双层支撑结构，因此沟壑的发生率和严重程度较泪沟要低。

泪沟向下外侧延伸的面部沟壑称为颊中沟，其与颧韧带密切相关。阅读某些教科书或杂志可能会对颧韧带产生混淆，因为有些人将其称为颧－皮韧带。某些情况下，它可能只显示在图 3.9 中颧骨和咬肌皮肤韧带相交的 T 形交叉处。某些情况下，它又可能仅显示在颧弓侧面部分。最近有观点认为，所有从前面延伸到侧面的部分都被标记为颧韧带，并且该固定韧带在 T 形交叉处显示出很大的支撑力，和咬肌皮肤韧带在前方相交汇。

图 3.9 中位于鼻唇沟外侧的上颌韧带有时被称为颊上颌韧带，它分为两部分：颊部和上颌部。颊部是假性固定韧带，而上颌部是真性固定韧带，后者从上颌骨发出至皮肤。鼻唇沟形成的原因可以用筋膜学说和肌肉学说来解释。筋膜学说认为，鼻唇沟是由固定韧带引起的，上颌韧带将鼻唇沟处的皮肤固定在上颌骨。肌肉学说认为，颧大肌、颧小肌、提上唇肌等肌肉直接拉住皮肤，从而产生鼻唇沟。基于目前对固定韧带支持力的研究及组织学的发现，对于鼻唇沟的成因还没有完全形成共识，但肌肉学说比筋膜学说更有说服力。

唇下颌沟又称"木偶纹"，直接起自深面的下颌韧带，下颌韧带在骨和皮肤之间形成强有力的支撑，并将内、外脂肪室分隔开，阻止浅表脂肪向内运动，形成面颊前界。此外，下颌横隔的存在阻止了下颌边缘上方的软组织向下移动，形成面颊下界。另外，颧上隔和颧下隔形成上界。咬肌皮肤韧带是面部前方和侧方的分界线，形成咬肌前间隙的外侧界。如果其不能阻止颊脂肪凸出，则形成颊凸。

3.4 层次和间隙

间隙是由脂肪室、肌肉和固定韧带（如筋膜或 SMAS）围成的虚拟间隙。这种间隙不是安全气囊内的那种空腔，其临床意义如下文所述。间隙位于浅筋膜和深筋膜之间，它使肌肉各自运动而不互相影响。例如，当眼轮匝肌或口轮匝肌收缩时，颧大肌和颧小肌通过抬高嘴角来发挥作用，这样它们就不会互相影响。此外，血管和神经会穿过这些间隙的边界，所以间隙内区域只是相对危险区域。这使得它成为剥离以及锐针和钝针穿行的安全通道。除了图 3.10 中蓝色区域所示的间隙外，面部还有很多其他间隙。

眶隔前间隙位于眼眶固定韧带上方，进行下睑手术时容易观察到。颧部存在颧上室和颧下室，但它们未被称为间隙。颧前间隙的上缘为眼轮匝肌固定韧带，下缘为颧韧带。眼轮匝肌下脂肪（SOOF）是这个间隙的顶部。颧前间隙和颧下室通过颧通道相连，后者是被固定韧带封闭的一个空间。当向颊中沟注射填充剂时要非常小心。如果填充剂被注射到颊中沟的外侧和顶部，可能会导致隆起，使颊中沟看起来更深。在矫正眶颧沟时，如果填充剂扩散到颧前间隙下部，也会导致类似的结果。

咬肌前间隙由前方的咬肌皮肤韧带、表面的颈阔肌、后方的咬肌，以及下方的下颌韧带和隔膜围成。年轻时咬肌前间隙很小，但随着年龄的增长，间隙的前方、底部和表面会下垂，从而导致颊脂垫向内下方凸出。这会使面颊更为凸出，并使唇下颌

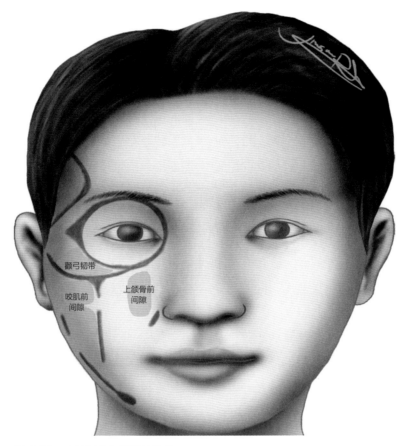

颧弓韧带

咬肌前
间隙

上颌骨前
间隙

图 3.10　支持韧带与间隙的关系

沟更深。最近的研究表明，如图 3.10 所示，该间隙可以分成两部分。上方称为中咬肌前间隙，下方称为下咬肌前间隙。面神经颊支的一部分在上、下两间隙之间穿过。咬肌前间隙有重要的临床意义，它是填充的重要层次，并且是执行面部年轻化操作时的一个安全层次。

最后，上颌骨前间隙的临床意义不大。该间隙位于 SMAS、鼻唇脂肪室和眼轮匝肌的下方。其上界是泪沟韧带，下界是上颌骨韧带。上颌骨前间隙外面正对颧前间隙。一个有趣的现象是，和其他解剖部位不同，该处的动静脉并不相伴行，角动脉穿行于上颌骨前间隙的内侧边界，而角静脉穿行于该间隙的外侧边界。此间隙的临床意义在于，当矫正鼻唇沟时，填充剂会向上方移位。因此，在注射填充剂时，用手指按住上方以防止填充剂移位非常重要。

3.5　SMAS 下间隙的定位注射：基于染色明胶的标本研究

根据世界各地最新的统计数据，注射填充的适应证已经从真皮填充扩展为软组织填充，其主要用途是填充容量来修饰全面部轮廓，这一趋势正在变得越来越明显。此外，对亚洲求美者使用填充剂和脂肪情况进行的调查发现，不仅对于面部局部填充，而且对于全面部填充，填充剂相对于脂肪的使用比例一直在增高。由于填充剂的临床价值不断提高，不同成分、颗粒大小和强度的填充剂被用于改善皮肤质地和治疗皱纹，包括如眶周和口周这些难以治疗的区域。此外，随着各种类型填充剂的性能的发展，每种填充剂都有其独特的黏弹性，使得全面部容量填充治疗成为可能。

要想通过全面部填充改善面部轮廓，需要全面理解面部衰老的机制和面部解剖结构。以往当填充剂仅作为真皮填充剂时，发生严重不良事件的风险较低。然而，随着填充剂用于全面部容量填充以改善面部轮廓，医生将面临更多的安全问题。

填充剂被注射到有主要血管经过的软组织深层时，有血管损伤的风险，这可能导致严重的并发症。因此，医生必须了解治疗部位主要血管的位置和走行。此外，医生还必须了解潜在的并发症和恰当的治疗方案。

虽然"皱纹（wrinkle）"一词被广泛使用，但根据深度和解剖结构，它们还可以细分为线纹（lines）、浅皱纹（rhytids）、深皱纹（wrinkles）、沟（creases）和折（folds），见表3.1。

线纹指的是表皮形成的皱纹，当这些线纹呈不规则散在分布时称为浅皱纹。当这些线纹因为各种原因加深时称为深皱纹。深皱纹是皮肤深度一致的凹陷。

深皱纹形成于独立的解剖结构内，而沟形成于两个浅表的、厚度不同的独立解剖结构之间。打个比方，在一本书的同一页内的折痕为"深皱纹"，而一本打开的书通过书脊连接的部位为"沟"。

由于厚度的差异，沟旁边的两个区域发生的结构变化会导致沟加深。当被沟分开的两个相邻区域像楼梯一样位于不同的平面时，这个沟则被称为折。

动脉走行于沟/折的深面，为相邻的两个解剖区域供血。动脉的走行通常与沟/折的走行相一致，这提示沟/折可以作为血管的指示标志，可以

提示动脉的走行位置和方向。

由于面部肌肉的收缩，沟可能会变得更加明显。此外，无论是否有沟形成，在两个不同解剖结构之间或两个脂肪层交汇的区域都有血管走行的可能。由于这些区域的血管通常位于皮下脂肪层深处，甚至在肌肉的深处，所以在这些区域进行浅层注射更为安全。

相反，深皱纹处的血管走行表浅。因此，对于深皱纹的治疗，浅表注射可能导致出血或淤青，此时深层注射更为安全。前额中央的皮肤凹陷就属于这一类。因此，在治疗皱纹时，为了避免血管损伤，应根据皱纹的类型决定注射的深度和注射方法。

临床上，由于两个相邻脂肪层不同而形成的面部沟纹包括如下几种：皱眉纹，前额中央纹，额睑沟，睑板上沟，睑颊沟（包括泪沟和睑颧沟），鼻颧沟，鼻唇沟，耳前沟，颊－下巴沟（由于从嘴角开始的联合线加深而形成的皱纹），颏唇沟（唇下的水平沟纹），唇－下巴斜沟（嘴角下方斜形的沟纹），下巴中央沟（下巴尖端垂直的沟纹）。当在上述部位注射时，尤其要注意这些沟纹下方的脉管系统。

为了矫正面部皱纹和凹陷，需要在皮下（包括皮肤表层的皮下脂肪层）注射柔软的填充剂。而在深层，应该注射较硬的填充剂。因此，对SMAS深层进行定位非常重要，该层次内注射发生神经、血管损伤的风险较小。与白种人相比，亚洲人的皮肤结缔组织和皮下组织更厚，SMAS和皮肤支持韧带更加坚韧。因此，仅在真皮下皮下脂肪层注射无法实现有效的面部填充。准确识别SMAS层深部的间隙，并在这些间隙进行容量填充是非常重要的。

面部的不同区域包含不同的SMAS下脂肪筋膜间隙。这些结构由主要固定韧带所限制的脂肪和软组织组成，它们是注射的安全区（表3.2）。

使用染色明胶填充剂进行尸体研究，以确定SMAS下脂肪筋膜间隙的解剖结构。在进行尸体解

表3.1　面部皱纹的分类

线纹（line）：表皮上形成的皱纹
浅皱纹（rhytids）：由线纹不规则分布而形成
深皱纹（wrinkle）：深度一致的皮肤凹陷
沟（crease）：在两个不同厚度的浅表结构相遇处形成，可作为深部血管的标志
折（folds）：沟的两个邻近表面结构发生变化导致两个表面区域有不同的厚度

表 3.2　SMAS 下脂肪筋膜间隙

1. 帽状腱膜 – 额肌下间隙：额肌下方
2. 筋膜间和颞肌前间隙：颞浅筋膜和颞深筋膜之间的间隙，颞浅脂肪垫在颞深筋膜的浅层和深层之间
3. 降眉间肌下间隙：降眉间肌下方的区域
4. 眶隔前间隙：位于上睑眶隔前，眼轮匝肌固定韧带下方
5. 眼轮匝肌下间隙：眼轮匝肌下区域（眉部 ROOF、内侧 SOOF、颊内侧深脂肪垫的外侧部分）
6. 鼻肌下间隙：鼻肌下
7. 包括眼轮匝肌下脂肪的颧前间隙：覆盖在颧骨体之上，底面覆盖颧肌起点及深部脂肪
8. 包括面颊内侧深脂肪外侧部分的上颌骨前间隙：覆盖上颌骨，其底面覆盖提上唇肌的起点和深脂肪
9. 包括面颊内侧深脂肪内侧部分的 Ristow 间隙（梨状间隙）：位于鼻旁 DMCF 内侧下方的尖牙窝和深脂肪
10. 腮腺咬肌前间隙：覆盖腮腺和下半部分的咬肌
11. 颊前间隙：覆盖颊脂肪垫，位于咬肌前缘内侧
12. 降口角肌间隙：降口角肌深面的脂肪沉积
13. 颏前间隙：颏肌止点处的皮下纤维深面的脂肪沉积

注：ROOF, retro–orbicularis oculi fat, 眼轮匝肌后脂肪；DMCF, deep medial cheek fat, 颊内侧深脂肪。

剖前，和进行填充剂填充或脂肪移植前一样，标记面部注射点。接着使用钝针将少量染色明胶注入 SMAS 下间隙。待明胶凝固后，逐层地仔细解剖每个注射区域，检查明胶是否被准确地注射到目标 SMAS 下脂肪筋膜间隙中。在定位 SMAS 下脂肪筋膜间隙时，重要的是要了解 SMAS 的厚度，因为 SMAS 的厚度在整个面部是不均匀的。它在耳前区最厚，向面部中央逐渐变薄（表 3.3）。

面部不同区域的 SMAS 层厚度不同在尸体照片中得到了证实。SMAS 在侧面部表现为白色、坚韧的筋膜，而在中面部区域则表现为筋膜缺失的脂肪。以前人们认为鼻唇沟的形成是由于鼻唇沟外侧存在厚而坚韧的 SMAS 层，而在鼻唇沟内侧厚的 SMAS 层缺失。然而，这些大体解剖学研究证实鼻唇沟内侧也存在 SMAS 层（图 3.11）。

待明胶凝固后，将尸体皮肤去除，显露浅层脂肪（图 3.12 a）。注入 SMAS 下方的明胶此时并不能显露。去除表层脂肪层，显露 SMAS 层后，注入 SMAS 层下方的绿色明胶此时部分可见（图 3.12 b）。

表 3.3　面部不同区域的 SMAS 的厚度变化

从耳前区向面部中央逐渐变薄
（1）耳前区基本结构 – 皮肤，带有浅层皮肤韧带的浅脂肪层，浅筋膜，带有深层皮肤韧带的深脂肪层，深筋膜，咀嚼肌
（2）腮腺区 – 皮肤，浅脂肪层，SMAS，深脂肪层，腮腺筋膜，腮腺被膜，腮腺
（3）腮腺区 – 几乎与"耳前区基本结构"相同
（4）鼻唇沟区 – 不清晰的 SMAS 层覆盖着表情肌

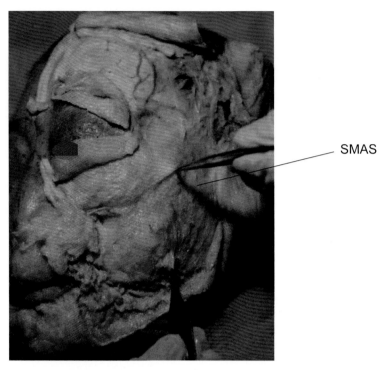

图 3.11　侧颊部的 SMAS 较厚

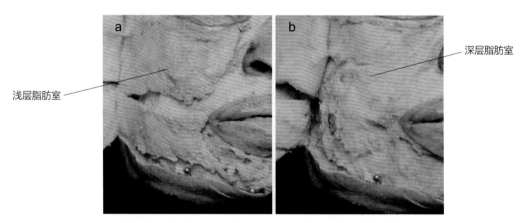

图 3.12　浅层（a）和深层（b）脂肪室

（1）帽状腱膜－额肌下间隙。

在前额区，帽状腱膜－额肌下间隙位于帽状腱膜－额肌下方，是中面部 SMAS 在额部的延续。颞浅动脉、面神经颞支（均从前额外侧进入）、眶上动脉和神经、滑车上动脉和神经（在前额中央向上走行）均位于额肌内或其浅面。解剖时可以看到眶上动脉和神经以及滑车上动脉和神经分别从眶上孔和滑车上切迹穿出。因此，注射有明胶的脂肪筋膜间隙是一个安全间隙，损伤主要血管和神经的风险很小（图 3.13）。

（2）筋膜间和颞肌前间隙。

当颞部凹陷不严重时，一般在颞浅筋膜和颞深筋膜间注射填充剂或脂肪来矫正。在颞部有颞上和颞下间隙。颞上间隙以颞上隔作为上界，以颞下隔作为下界，颞上隔是颞韧带附着的延伸。颞下间隙由颞下隔和颧弓围绕而成。

颞上、颞下间隙是颞浅筋膜（中面部 SMAS）与颞深筋膜之间的间隙。颞上间隙内无重要结构通过。颞下间隙是一个三角形区域，颞浅动脉、面神经颞支、颧颞神经（ZTN）的内侧支和外侧支经过

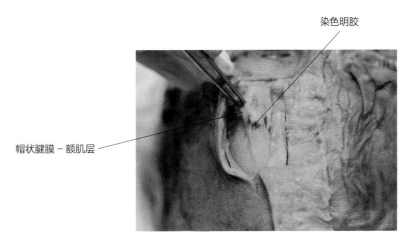

图 3.13　帽状腱膜 – 额肌下间隙中的明胶

此间隙。此外，在此间隙内哨兵静脉垂直穿过肌肉和筋膜，颞中静脉平行走行于颧弓上方。因此，在此区域进行注射填充时必须谨慎。以颧弓和眶外侧缘交汇处作为进针点可降低神经和血管损伤的风险。

颞浅动脉和面神经的颞支是颞区关键的神经和血管结构，它们走行在颞浅筋膜内或者直接深入至筋膜深处。在颞浅筋膜和颞深筋膜形成的平面内准确地注射填充剂能够避免神经和血管损伤（图3.14）。

对于需要大容量填充的颞部严重凹陷，许多临床医生认为应该将填充剂注射到颞肌深处。然而，

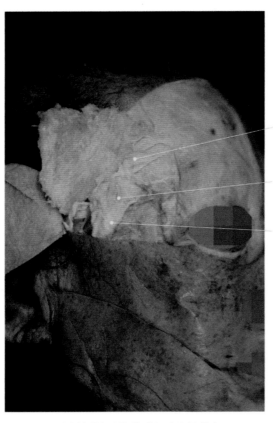

图 3.14　颞浅筋膜与颞深筋膜间隙中的明胶

在颞肌深部填充的效果比较差。当将填充剂注射入深层时，考虑到填充剂的用量，扩充的体积量要小得多，往往需要很大的填充量才能起到填充的效果。

一般来说，对于太阳穴凹陷的求美者，其最凹陷处位于颧弓正上方的颞下区域。此区域有 2 个脂肪垫，其中颞浅脂肪垫位于颞深筋膜的浅、深两层之间，该脂肪垫是填充的目标。与向肌肉深部注射相比，颧弓上方凹陷区域的有效填充通过注入少量填充剂即可实现。

大家普遍认为颞浅脂肪垫定位困难，其实不然。医生随着临床经验的积累将很容易识别颞浅脂肪垫内疏松的感觉。钝针穿过颞浅筋膜，在到达颞浅脂肪垫之前还要穿过较坚韧的颞深筋膜的浅层。进一步插入钝针会遇到非常牢固的颞深筋膜深层的阻碍。医生在尝试这个区域的注射之前，要能准确地辨识颞部的层次。

尸体研究表明，明胶可以被准确地注射到颞浅脂肪垫中（图 3.15a）。颞中静脉在颞深筋膜的浅、深两层之间穿过颞浅脂肪垫上部，其走行方向平行于颧弓。哨兵静脉垂直穿过颞区并汇入颞中静脉（图 3.15b）。对颞浅脂肪垫的血管解剖有良好的了解可以减少血管损伤的风险。确认明胶位于颞浅脂

肪垫后，打开颞深筋膜的深层，观察深层结构。颞浅脂肪垫的深处是颞深脂肪垫（也称为颊脂垫上叶或颊脂垫颞部延伸）（图 3.16）。颞深脂肪垫位于颞深筋膜的深层和颞肌之间。

（3）眶隔前间隙。

在矫正上睑凹陷时，需要注入填充剂来代替失去的脂肪。眶隔脂肪内注射会导致血管损伤、出血甚至上睑提肌损伤。上睑提肌位于眶隔脂肪后方，负责睁眼功能。

另一个可用于填充、矫正上睑凹陷的部位是眶隔前的深层脂肪层，与眼轮匝肌后脂肪（ROOF，眉毛深处的深层脂肪）处在同一平面。在眼睑凹陷时，该层脂肪明显萎缩，可能很难定位。

眶隔前间隙是一个理想的治疗间隙。在此间隙进行容量填充时，损伤主要神经和血管结构（如眶上动脉和神经以及眼睑血管弓）的风险最小。眶隔前间隙位于眼轮匝肌（中面部的 SMAS）和眶隔（在眼轮匝肌深处）之间。

如图 3.17a 所示，当去除尸体标本的皮肤及皮下脂肪组织而显露眼轮匝肌时，位于眶隔前间隙内的明胶不可见。当肌肉被掀起时，如图 3.17b 所示，可以发现深面沿着 ROOF 和眼眶边缘注射的

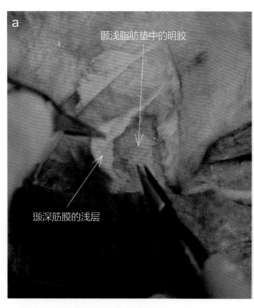
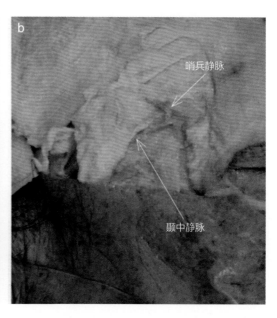

图 3.15　颞浅脂肪垫中的明胶

明胶（图 3.17）。进一步解剖发现明胶被准确地填充在眶隔前方的眶隔前间隙内（图 3.18）。

（4）眶下眼轮匝肌下间隙。

泪沟畸形位于眶内侧，沿内眦至瞳孔中线走行。内侧眶下眼轮匝肌深处没有眼轮匝肌后脂肪，因此该处 SMAS 层下方的间隙可被视为 SMAS 层和骨膜间的间隙。平整的眼轮匝肌肌束牢固地附着在眶骨上，这可能导致该间隙的空间不够大。可以看出，注射的明胶不仅存在于肌肉深处，也存在于肌肉内部（图 3.19）。

（5）包括眼轮匝肌下脂肪的颧前间隙。

对因面颊前方凹陷而侧面观扁平的求美者，可通过注射填充剂形成圆润的"苹果样面颊"。由于白种人随着年龄的增长面颊部的骨量减少，所以一般建议将填充剂注入紧贴骨面的骨膜层。韩国人与之不同，除了先天性颧骨发育不良的求美者外，大部分人的前面颊扁平是因为随着年龄的增长，覆盖骨面的软组织容量减少，而不是骨量减少。因此，韩国人需要在这个软组织区域接受注射填充。

与前额或下面部不同，中面部的浅层脂肪室和

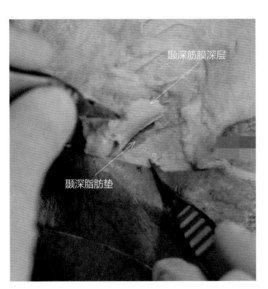

图 3.16　颞深筋膜下的颞深脂肪垫

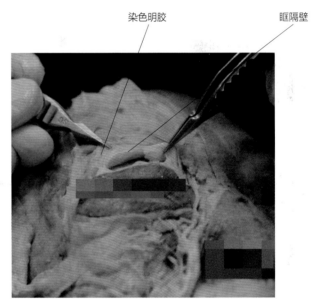

图 3.18　明胶位于眶隔前间隙，覆盖着眶隔

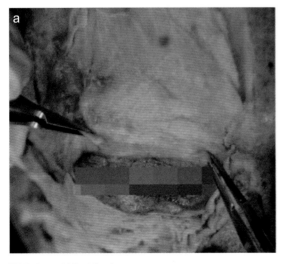
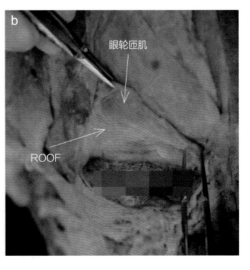

图 3.17　眼轮匝肌下 ROOF

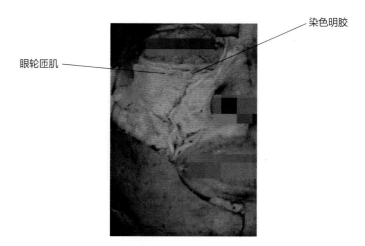

染色明胶

眼轮匝肌

图 3.19　泪沟区眼轮匝肌深面的明胶

深层脂肪室发育良好，分别位于 SMAS 层的浅层和深层。对于轻中度的容量丢失，可在 SMAS 深面的深层脂肪室注射填充剂以进行填充。而对于严重的容量丢失，需对深层脂肪和骨膜之间的颧前间隙进行填充。颧前间隙内没有重要的神经、血管，是安全的注射区域。

颧前间隙位于颧骨体的表面。底面是颧肌的起点，顶部为眼轮匝肌，上缘为眼轮匝肌固定韧带，下缘为颧 - 皮韧带。颧前间隙通过颞隧道与颞区的颞下间隙相连。

该间隙所在区域可分为以下 7 层（由浅至深）：皮肤、皮下脂肪层、眼轮匝肌、SOOF、颧肌起点的深筋膜、骨膜前（颧前）脂肪层、骨膜（表3.4）。尸体解剖显示颧前间隙的脂肪呈白色，比黄色的 SOOF 脂肪疏松。

颧前间隙是骨膜前间隙，在颧骨区域内此间隙

表 3.4　颧前间隙的层次

1. 皮肤
2. 皮下脂肪层
3. 眼轮匝肌
4. SOOF
5. 颧肌起点的深筋膜
6. 骨膜前（颧前）脂肪层
7. 骨膜

内可见注入的明胶（图 3.20）。

（6）颊内侧深脂肪垫内侧部分的 Ristow 间隙（梨状间隙）。

上颌骨前间隙是处在颧 - 皮韧带和上颌韧带颊部之间的间隙，它也处在角动脉（面动脉的分支，沿鼻旁走行）和角静脉（面静脉的分支，沿着鼻颧沟走行）之间。类似于颧前间隙，Ristow 间隙也位于深层脂肪和骨膜之间。当尖牙窝凹陷导致鼻旁凹陷时，可通过填充 Ristow 间隙来矫正，该间隙位于颊内侧深脂肪的内侧部分和骨膜之间。鼻唇沟鼻旁区的 Ristow 间隙可见注入的明胶（图 3.21）。

（7）腮腺咬肌前间隙。

黄种（亚洲）人颧骨外侧和颧弓的突出度大于白种人，因此颧弓下方的侧面颊凹陷较为突出。突出的侧面颊凹陷由颧 - 皮韧带引起，它是面部最强大的固定韧带之一。面颊凹陷与颧 - 皮韧带、腮腺咬肌韧带（位于颧 - 皮韧带下方）以及颈阔肌韧带有关，而与体重减轻无关。这些结构牵拉皮肤，使面部该区域看起来平坦甚至凹陷（图 3.22）。

在这种情况下，在皮下脂肪层填充无法矫正凹陷。错误的填充层次非但不能矫正凹陷，还会导致侧面部增大或填充部位变硬。正确的填充剂注射层次为腮腺咬肌前间隙的深层。腮腺咬肌前间隙覆盖在腮腺和咬肌的上方。

和颞深筋膜表面的颞上和颞下间隙一样，腮腺

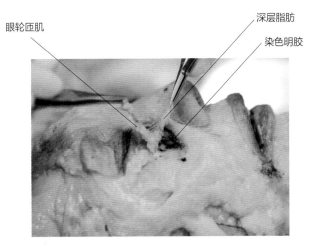

眼轮匝肌　深层脂肪　染色明胶

图 3.20　颧前间隙的明胶

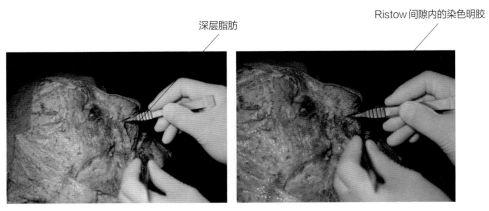

深层脂肪　Ristow 间隙内的染色明胶

图 3.21　鼻唇沟鼻旁区的 Ristow 间隙内可见注入的明胶

咬肌前间隙位于咬肌（咀嚼肌）深筋膜表面。

腮腺咬肌前间隙的界限如下：底为腮腺咬肌筋膜，顶为 SMAS 和颈阔肌，后界为坚韧的颈阔肌耳韧带，前界为咬肌皮肤韧带（靠近咬肌前缘的假性韧带）（表 3.5）。

腮腺的 Stenson 导管和面神经的颊支位于腮腺咬肌筋膜（深筋膜）的深面。因此，位于浅、深筋膜之间的间隙是进行各类操作的安全层次。侧面部和前面部交界处的前方是面神经从深面穿出进入

SMAS 层的部位。因此，在此部位进行注射时应该谨慎。

就像治疗颊中沟一样，在治疗面颊凹陷时，必须将颧 – 皮韧带和咬肌皮肤韧带之间的部分隧道化

表 3.5　腮腺咬肌前间隙的界限

1. 底：腮腺咬肌筋膜
2. 顶：SMAS 和颈阔肌
3. 后界：坚韧的颈阔肌耳韧带
4. 前界：靠近咬肌前缘的咬肌皮肤韧带

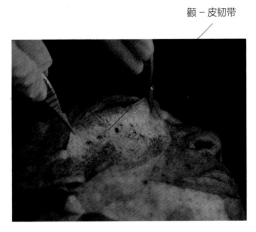

颧 – 皮韧带

图 3.22　颧 – 皮韧带

以制造填充间隙，使填充剂在此间隙内更好地扩散。间隙制造好后再注入填充剂（图 3.23），使侧面部凹陷可得到充分矫正并且外观平整、光滑，不会出现不平整外观（图 3.24）。

（8）颊前间隙。

对于颊部的治疗，颊间隙（含颊脂肪）和颊前间隙（颊间隙外侧）均可填充。

颊间隙是深筋膜间隙之一，和下颌下间隙（包含颌下腺）一样，颊间隙位于深筋膜的深部。颊间隙和其内的颊脂肪有利于覆盖在其表面的颊部鼻唇段组织平滑地运动，并作为缓冲装置防止下颌过度运动。颊脂肪覆盖的范围比以往认为的要广得多，它从下颌骨上方一直分布至颞区。它分为上、中、下三叶（图 3.25），每叶由包膜隔开。通常我们说的颊脂垫是颊脂肪的下叶。

颊脂垫所在的颊间隙是解剖上的安全区。腮腺导管走行于颊间隙的表面（并在中叶和下叶之间），面神经的下颌缘支走行于颊间隙的底部，两者都在颊脂垫下方跨过下颌骨。年轻时，颊间隙位于口角上方及咬肌前缘的内侧。此间隙随着年龄的增长而增大，颊脂肪脱垂至口角水平以下，直至咬肌下部的前缘，导致木偶纹和颊部突出明显。颊间隙本身位于中面部，在颊内侧深脂肪室内侧部分和外侧部分的下方，其界限见表 3.6。

对于颊部凹陷的求美者，颊脂垫的填充会导致凸嘴而非预期的侧区容量恢复。对以下间隙进行填

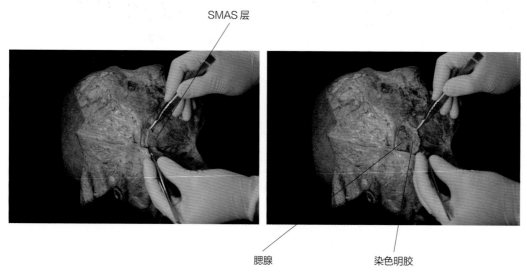

SMAS 层

腮腺　　　　染色明胶

图 3.23　腮腺咬肌前间隙内的明胶

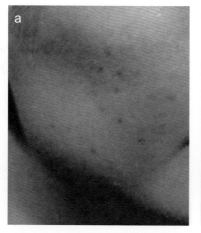
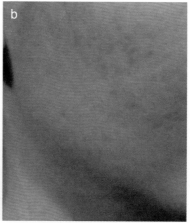

图 3.24　侧面颊凹陷治疗前（a）和治疗后（b）的对比

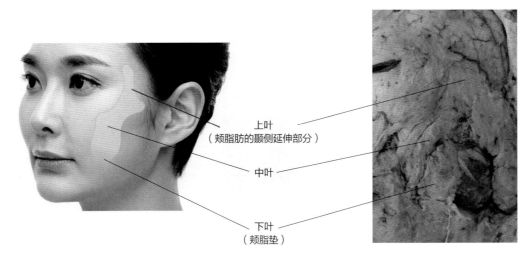

上叶
（颊脂肪的颞侧延伸部分）

中叶

下叶
（颊脂垫）

图 3.25　颊脂肪的延伸范围

表 3.6　颊间隙的界限

1. 底：颊肌
2. 顶：表情肌和 SMAS
3. 上界：上颌韧带
4. 下界：颈阔肌松弛的粘连
5. 前界：口角轴
6. 后界：面静脉和咬肌韧带

充可以通过较少的填充剂取得较好的效果。颊脂垫有一层包膜包绕，该包膜包绕的区域即为颊间隙，颊间隙和 SMAS 层之间即颊前间隙。面神经的颊支走行于颊脂肪的上方，它也被颊间隙的包膜包绕。因此，除非在该区域使用大口径的穿刺针，否则一般不会造成严重损伤。

图 3.26 可见明胶位于包绕颊脂肪的包膜和 SMAS 之间的颊前脂肪垫中，证实了该间隙的存在。

（9）颊前间隙。

使用填充剂注射隆颏时，将填充剂注射在颏部顶点的骨面时需要的填充剂量较大。因此，要想通过使用较小剂量的填充剂取得较好的效果，需在颏前间隙进行填充。包含深层脂肪层的颏前间隙位于颏肌和骨之间。图 3.27 可见明胶位于颏肌和骨之间，证实了该间隙的存在。

3.6　皮肤和 SMAS 层重塑技术（SSRT）的容量填充和提升效果

当今，微创美容的趋势已经改变，不再只是对静态的皱纹或外观进行治疗，而是针对求美者在做各种面部表情时出现的动态皱纹和外观进行诊治。

求美者寻求全面部的和谐与平衡，包括面部各层次从深至浅的对称。因此，面部填充的目的不仅仅是在静态、无表情状态下使面部容量饱满。通过填充使面部在做各种表情动作时也显得自然已是第一要务。根据骨骼标志和年龄相关的颅骨变化来评估面部的比例与和谐程度很重要。但了解覆盖于面部骨骼的软组织的解剖位置、组成及其与年龄相关的变化更为重要。此外，应对每位求美者进行准确而具体的面部分析，并在此过程中运用客观、最新的审美标准。

创造一张立体、美学上令人愉悦且给人良好印象的脸，而不仅仅是进行容量填充和处理几条凹陷的皱纹，必须满足一些条件。

透明质酸填充剂是目前应用最广泛的填充剂，它可分为具有良好提升能力的双相填充剂和具有良好黏结性的单相填充剂。双相填充剂含有颗粒，而单相填充剂通常被认为是一种没有颗粒的均匀凝胶。然而，在显微镜下观察，所有填充剂都含有颗

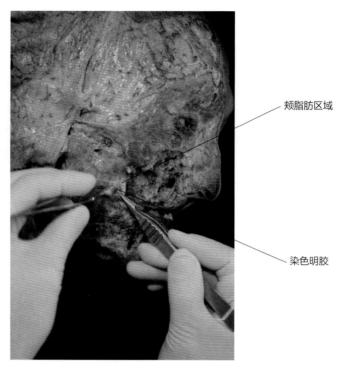

颊脂肪区域

染色明胶

图 3.26   颊前间隙的明胶

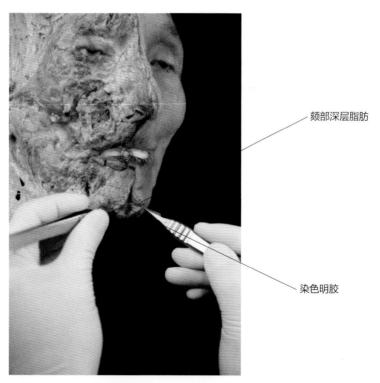

颏部深层脂肪

染色明胶

图 3.27   颏前间隙的明胶

粒，单相透明质酸只是由于手感很软，感觉起来似乎没有颗粒。因此，根据是否存在颗粒来对填充剂进行分类并不合适。笔者根据填充剂的黏稠程度将填充剂分为软填充剂和硬填充剂。

将不同黏弹性的填充剂组合使用不仅能丰盈面部，还能起到提升作用，形成自然的 V 形脸，产生微笑的效果。应根据注射部位、目标层次和治疗目标选择填充剂。填充剂与肉毒杆菌毒素联合治疗将产生协同效应，笔者将这种填充技术称为"椭圆形脸"技术。

为了打造一张椭圆形脸，有必要了解微笑时软组织发生的变化。当微笑或做面部表情时，下面部的体积会缩小并向上推，从而形成自然的瘦脸外观。颧前区软组织向前上方移动，鼻旁和口周的软组织向外上方移动。当以上述模式来改变面部软组织时，可以创造一张自然的鹅蛋形脸，并给人以微笑、优雅的感觉（图 3.28）。

为了取得完美的效果，考虑到软组织密度存在差异，必须在面部不同部位正确使用具有特定流变学性质的填充剂组合。一般情况下，在 SMAS 层深面注入硬填充剂会使该层次更为紧实，组织膨胀，从而往上推挤 SMAS 层。周围结缔组织在张力的作用下会达到一个平衡，最终起到拉伸和提升 / 收紧皮肤的效果。

此外，如果皮肤表面存在皱纹或不平，在皮肤下方直接注射均一的软填充剂可以使皮肤表面光滑，同时减轻皱纹。这是因为在皮肤和 SMAS 层之间的表浅脂肪层内存在垂直方向的纤维隔。在注入填充剂后这些纤维隔成为紧紧抓住皮肤的支持韧带。所以均一的软填充剂可以使皮肤伸展、硬度增大。

笔者将这种以皮肤和 SMAS 层为填充目标的技术称为皮肤和 SMAS 层重塑技术（skin and SMAS layer remodeling technique，SSRT）。当向 SMAS 下注入相对硬的填充剂时，覆盖填充剂的 SMAS 层因为凸出而紧致，该效果也会对邻近组织

1. 椭圆形脸
   中面部和下面部的比例变化
   · 增加中面部容量
   · 减少下面部容量，使下面部看起来更瘦
2. 微笑的脸
   软组织运动
   · 颧前区→前上方运动
   · 鼻旁和口周区域→外上方运动

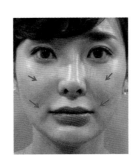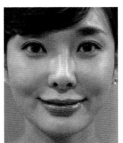

图 3.28 椭圆形脸和微笑的脸

起到提升的作用（图 3.29）。

SMAS 下注射填充

- 将填充剂注射入 SMAS 下结缔组织。
- 为 SMAS 层提供支撑并制造凸出→注射部位 SMAS 层扩张。
- 增加 SMAS 下组织的紧实程度，使注射部位的 SMAS 层紧致。
- SMAS 层紧致会对周围组织产生牵拉效应，使周围 SMAS 层表现出拉伸与提升效应。
- 与提升的 SMAS 层相连的皮肤表现出一样的效应。
- 皮肤及 SMAS 层的牵拉使邻近膨出的疏松结缔组织受到压迫并变得光滑。

真皮和真皮下注射填充

- 真皮和真皮下注射→皮肤伸展。

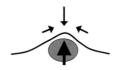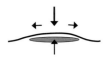

图 3.29 皮肤和 SMAS 层重塑技术的机制

- 增加真皮和真皮下组织的紧实程度→间接阻断肌皮连接，减少皮肤变形→减轻皱纹。

在口周区域，通过注射填充剂收紧 SMAS 后产生的邻近区域的提升效果按以下模式进行：颧前区域注射填充以提升鼻唇区域；鼻唇区域注射填充，从而对上唇区产生影响；颊前区域注射填充，从而对下唇产生影响；颏前区域注射填充，从而对颏部产生影响；侧颊部注射填充，从而对下颌缘线产生影响（图 3.30）。

之所以会出现这种现象，是因为整个面部都被厚度不同的 SMAS 层覆盖，而皮肤与 SMAS 层相连，因此会受到 SMAS 层变化的影响。染色明胶

尸体研究所示，SMAS 将面部软组织分为浅层和深层纤维脂肪结缔组织（图 3.31），它们有不同的特征和形状。在这两层结构中用不同黏弹性的填充剂恰当地进行填充，可产生面部提升的效果，并使求美者看起来面带笑意。

为了在填充的同时兼具微笑和提升的效果，了解面部的纤维脂肪层很重要。SMAS 将浅表脂肪和深层脂肪分开。由于这些脂肪层没有肉眼可见的界限，所以它们以往一直被认为是一整块组织。进入 21 世纪后，人们认识到这些脂肪实际上会根据区域不同分成多个脂肪室（图 3.32）。

面部脂肪根据区域不同分成多个脂肪室。在中

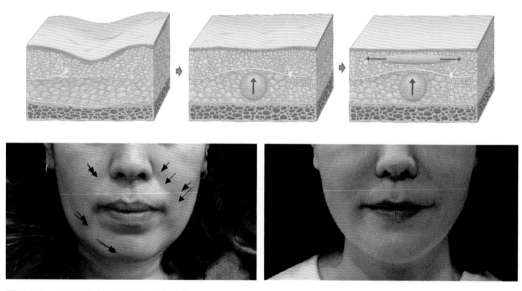

图 3.30　SSRT 技术对下面部变化的作用

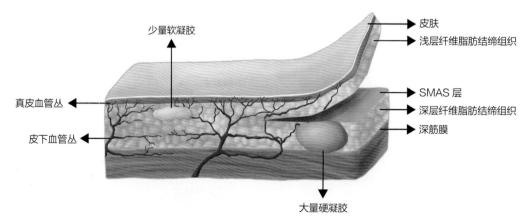

图 3.31　注射两种不同性质的凝胶

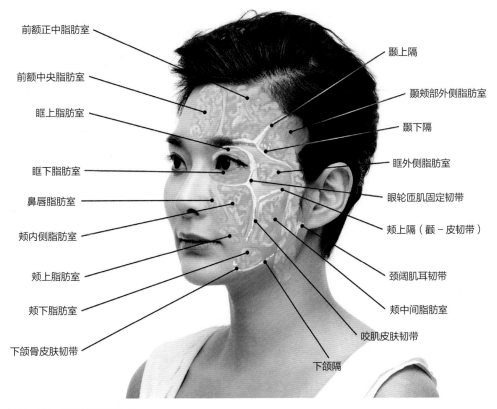

前额正中脂肪室

前额中央脂肪室

眶上脂肪室

眶下脂肪室

鼻唇脂肪室

颊内侧脂肪室

颊上脂肪室

颊下脂肪室

下颌骨皮肤韧带

颞上隔

颞颊部外侧脂肪室

颞下隔

眶外侧脂肪室

眼轮匝肌固定韧带

颊上隔（颧-皮韧带）

颈阔肌耳韧带

颊中间脂肪室

咬肌皮肤韧带

下颌隔

图 3.32　面部浅层脂肪室

面部，浅层和深层脂肪室的区别明显。同样地，在上面部和下面部，两脂肪层的厚度和分布均有差异。因此，面部填充时需要考虑面部不同部位脂肪层的差异。

此外，固定韧带支撑和维持着软组织的形状。因此，为了保证面部凹陷的治疗效果，在填充时考虑固定韧带的位置和作用非常重要。以往根据固定韧带的起源，可将它们分成真性和假性韧带。真性韧带起源于骨面，而假性韧带起源于软组织。上述分类方法已经过时，目前，真性固定韧带和坚韧的纤维结构（隔膜、粘连或隔）通过形态学特征和所含组织成分来区分。

固定韧带并不仅仅对其上方的皮肤提供支持。如尸体研究所示，在固定韧带周围可以看到延伸至面部皮肤的坚韧而牢固的纤维组织。这些结构将皮肤组织与深层组织连接在一起。如果 SMAS 深层的脂肪组织发生萎缩，韧带组织附近脂肪的减少会削弱固定韧带的支持作用，从而导致松垂。

通常情况下，皮肤软组织的松弛与衰老有关，以往这一现象通过整个面部的固定韧带随年龄的增长发生一致的弱化来解释。但笔者认为，松弛程度会因固定韧带的类型和位置不同而异。颧-皮韧带（图 3.33）和下颌韧带是最强大的面部固定韧带，在很大程度上它们不会随年龄的增长而减弱，能一直很好地固定组织以维持形态。然而，较弱的固定韧带和邻近区域的韧带纤维组织更容易随着年龄的增长而下垂，导致由这些较弱结构支撑的皮肤和组织会更容易松弛。因此，随着年龄的增长，由较强韧的固定韧带形成的凹陷和沟槽会变得更加明显。

因此，在制订治疗计划时，必须考虑固定韧带的强度及其对外观的影响。在有严重沟槽或凹陷的区域，由于表面组织被强大的固定韧带牵拉，仅通过向凹陷区域注射填充剂很难使 SMAS 凸出。如果固定韧带较为强韧，可以预制隧道以获得填充空间，释放这些韧带的张力，然后在释放的空间内注射足够强的填充剂，提升和收紧 SMAS 层，从而

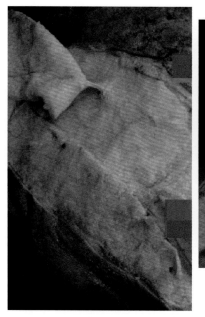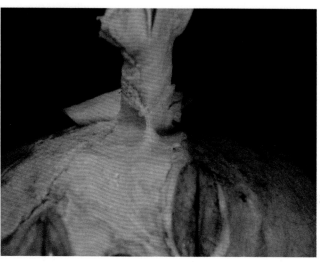

图 3.33 紧密的颞 – 皮韧带（不同视角）

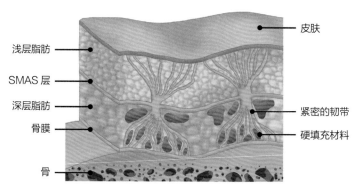

浅层脂肪

SMAS 层

深层脂肪

骨膜

骨

皮肤

紧密的韧带

硬填充材料

图 3.34 根据韧带的紧张程度，部分隧道化或进行支撑

实现提升效果。上述技术可有效恢复凹陷区域的凸度。

　　然而，如果固定韧带没有牵拉皮肤而形成凹陷，则没必要在硬填充剂填充前进行隧道化松解。事实上，随着年龄的增长，这种韧带的结构也会退化，它们支持邻近组织的力量也会减弱。积极的隧道化会进一步削弱它们的力量，这种做法应该禁止。在插入钝针时遇到轻微阻力的区域，如果能平顺地推注填充剂则说明填充空间是足够的。在这些部位也许并不需要隧道化来预制填充空间。在这种情况下，可使用锐针进行操作（图 3.34）。

　　SMAS 是纤维脂肪层的组成部分，它将纤维脂肪层分为浅、深两层，并将深层面部肌肉的运动传递到皮肤，从而形成面部表情。因此，为了全面塑造面部轮廓，并创造一个表现出微笑和提升效果的椭圆形脸，需要一个有效收紧 SMAS 层的操作。此外，了解固定韧带的作用也很重要。作为连接皮肤和深层组织的结构，它为软组织提供支持，防止面部皮肤和软组织下垂。为了确保填充剂被有效地填充到所需的区域和深度，需根据韧带的部位和强度来选择是否需要通过隧道化部分释放固定韧带和坚固的纤维组织层。相反，对于由于韧带变得薄弱而下垂的区域，应该通过向附近韧带组织注射填充剂来增加组织密度，从而使薄弱的韧带得到加强。过度的隧道化可能会削弱韧带，应该避免这一做法。

　　从细胞学角度分析，将小颗粒组成的透明质酸填充剂注射到真皮层以改善皮肤弹性和增强皮肤柔韧性的机制如下：通过填充增加皮肤体积，通过水合作用滋润皮肤，通过增加纤维细胞的数量促进胶原蛋白的合成，通过提供抗氧化活性物质清除活性氧成分。然而，有观点认为，填充剂对软组织的刺激会导致作为细胞骨架的成纤维细胞发生变化，进而使细胞立即发生收缩，并且为适应这种变化，组织会发生重塑，同时成纤维细胞也会被激活并增殖。另外，还有理论认为，软组织透明质酸容量填充剂并不会诱导皮肤生成胶原，但会影响皮下白色脂肪组织（subcutaneous white adipose tissue, sWAT）。sWAT 的改变会使脂肪来源干细胞（ADSC）被激活并增殖，并使成熟脂肪细胞扩张。长期来看，这些变化会造成脂肪来源干细胞和成熟脂肪细胞增生肥大，导致组织体积增大而变得紧致。但这些机制还有待进一步研究。

参考文献

1. Nakajima, et al. Anatomical study of subcutaneous adipofascial tissue: a concept of the protective adipofascial system (PAFS) and lubricant adipofascial system (LAFS). Scand J Plast Reconstr Surg Hand Surg. 2004; 38(3):261–6.
2. Castro CC, Boehm KA, Codner MA. Midface surgery. Elsevier saunders; 2009.
3. Mendelson BC, et al. Age-related changes of the orbit and midcheek and the implications for facial rejuvenation. Aesthetic Plast Surg. 2007;31:419–23.
4. Kim YS, et al. The anatomical origin and course of the angular artery regarding its clinical implications. Dermatol Surg. 2014;40:1070–6.
5. Yang HM, et al. New anatomical insights on the course and branching patterns of the facial artery: clinical implications of injectable treatments to the nasolabial fold and nasojugal groove. Plast Reconstr Surg. 2014;133:1077–82.
6. Koh KS, et al. Branching patterns and symmetry of the course of the facial artery in Koreans. Int J Oral Maxillofac Surg. 2003;32:414–8.
7. Wong CH, et al. Facial soft-tissue spaces and retaining ligaments of the midcheek: defining the premaxillary space. Plast Reconstr Surg. 2013;132:49–56.
8. Mendelson BC, et al. Surgical anatomy of the middle premasseter space and its application in sub-SMAS face lift surgery. Plast Reconstr Surg. 2013;132:57–64.
9. Gierloff M, et al. Aging changes of the midfacial fat compartments: a computed tomographic study. Plast Reconstr Surg. 2012;129:263–73.
10. Chang H. Arterial anatomy of subdermal plexus of the face. Keio J J Med. 2001;50(1):31–4.
11. Lee JG, et al. Facial arterial depth and relationship with the facial musculature layer. Plast Reconstr Surg. 2015;135:437.
12. Brandt MG, et al. Biomechanical properties of the facial retaining ligaments. Arch Facial Plast Surg. 2012;14(4):289.
13. Scheuer Jack F, et al. Anatomy of the facial danger zones: maximizing safety during soft-tissue filler injections. Plast Reconstr Surg. 2017;139:50e.
14. Ghassemi A, et al. Anatomy of the SMAS revisited. Aesthetic Plast Surg. 2003;27:258–64.
15. Furnas DW, et al. The retaining ligaments of the cheek. Plast Reconstr Surg. 1989;83:11–6.
16. Haddock NT, et al. The tear trough and lid/cheek junction: Anatomy and implications for surgical correction. Plast Reconstr Surg. 2009; 123:1332–1334. Discussion 1341.
17. Sundine, et al. Analysis of the effects of subcutaneous musculoaponeurotic system facial support on the nasolabial crease. Can J Plast Surg. 2010; 18 (1):11–14.
18. Lee HJ, et al. Description of a novel anatomic venous structure in the nasoglabellar area. J Craniofac Surg. 2014;25:633–5.
19. Marur T, et al. Facial anatomy. Clin Dermatol. 2014;32:14–23.
20. Loukas M, et al. Gross anatomical, CT and MRI analysis of the buccal fat pad with special emphasis on volumetric variations. Sure Radiol Anat. 2006;28:254.
21. El-Garem YF. Estimation of bony orbit depth for optimal selection of the injection technique to correct the tear trough and palpebromalar groove. Dermatol Surg. 2015;41:94–101.
22. Mendelson BC, et al. Changes in the facial skeleton with aging: Implications and clinical applications in facial rejuvenation. Aesthetic Plast Surg. 2012;36:753–60.
23. Liew S. Ethnic and gender considerations in the use of facial injectables: Asian patients. Plast Reconstr Surg. 2015;136(5):22S–7S.
24. Cotofana S, et al. The anatomy of the aging face: a review. Facial Plast Surg. 2016;32:253–60.
25. Bartlett SP, et al. Age-related changes of the craniofacial skeleton: an anthropometric and histologic analysis. Plast Reconstr Surg. 1992;90:592–600.
26. Dumont T, et al. Anatomy and imaging of the deep fat of the face. Clin Anat. 2000;13:373–82.
27. Coleman SR, et al. The anatomy of the aging face: volume loss and changes in 3-dimensional topography. Aesthet Surg J. 2006; 26(Suppl):4S–9S.
28. Raskin E, et al. Why do we age in our cheeks? Aesthet Surg J. 2007;27:19–28.
29. Donofrio LM. Fat distribution: a morphologic study of the aging face. Dermatol Surg. 2000;26:1107–12.
30. Wan D, et al. The clinical importance of the fat compartments in midfacial aging. Plast Reconstr Surg Glob Open. 2104; 1:e92.
31. Pessa JE, et al. Double or bifid zygomaticus major muscle: anatomy, incidence, and clinical correlation. Clin Anat. 1998;11:310–3.
32. Macchi V, et al. Histotopographic study of the fibroadipose connective cheek system. Cells Tissues Organs. 2010;191(1):47–56.
33. Pessa JE, et al. Relative maxillary retrusion as a natural consequence of aging: combining skeletal and soft-tissue changes into an integrated model of midfacial aging. Plast Reconstr Surg. 1998;102 (1):205–12.
34. Allan E Wulc, et al. The anatomic basis of midfacial aging. Hartstein, ME et al., editors. Midfacial rejuvenation, vol. 2. Springer Science + Business Media, LLC; 2012. pp. 15–28.
35. Richard MJ, et al. Analysis of the anatomic changes of the aging facial skeleton using computer-assisted tomography. Ophthal Plast Reconstr Surg. 2009;25 (5):382–6.

36. Khan DM, et al. Aging of the bony orbit: a threedimensional computed tomography study. Aesthet Surg J. 2008;28:258−64.

37. Spiegel JH, et al. The anatomic relationship between the orbicularis oculi muscle and the levator labii superioris and zygomaticus muscles complexes. Plast Reconstr Surg. 2005; 116:1937−1942.

38. Morris DE, et al. Aesthetic facial skeletal contouring in the Asian patients. Clin Plast Surg. 2007;34:547−56.

39. Gu Y, et al. Comparison of craniofacial characteristics of typical Chinese and Caucasian young adults. Eur J Orthodont. 2011;33:205−11.

40. Arlette JP, et al. Anatomic location of hyaluronic acid filler material injected into nasolabial fold: a histologic study. Dermatol Surg. 2008;34:56S−63S.

41. Niamtu J 3rd. Filler injection with micro-cannula instead of needles. Dermatol Surg. 2009;35 (12):2005−8.

42. Rohrich RJ, Pessa JE. The fat compartments of the face: anatomy and clinical implications for cosmetic surgery. Plast Reconstr Surg. 2007; 119:2219−2227. Discussion 2228-31.

43. Wu W, et al. Novel administration technique for large-particle stabilized hyaluronic acid-based gel of nonanimal origin in facial tissue augmentation. Aesthetic Plast Surg. 2010;34:88−95.

44. Guyuron B, et al. Factors contributing to the facial aging of identical twins. Plast Reconstr Surg. 2009;123:1321−31.

45. Langevin HM, et al. Subcutaneous tissue fibroblast cytoskeletal remodeling induced by acupuncture: evidence for a mechanotransduction-based mechanism. J Cell Physiol. 2006;207:767−74.

46. Thaller SR, et al. The submuscular aponeurotic system (SMAS): a histologic and comparative anatomy evaluation. Plast Reconstr Surg. 1990;86:690−6.

47. Sundaram H, et al. Biophysical characteristics of hyaluronic acid soft-tissue fillers and their relevance to aesthetic applications. Plast Reconstr Surg. 2013;132:5S−21S.

48. Berros P, et al. Hyalurostructure treatment: superior clinical outcome through a new protocol-a 4-year comparative study of two methods for tear trough treatment. Plast Reconstr Surg. 2013;132:924e−31e.

49. Lee SK, et al. Recent trend in the choice of fillers and injection techniques in Asia: a questionnaire study based on expert opinion. J Drug Dermatol. 2014;13 (1):611.

50. Kim HJ, et al. Clinical anatomy of the face for filler and botulinum toxin injection. Springer, 2016.

51. Shaw RB, et al. Aging of the facial skeleton: aesthetic implications and rejuvenation strategies. Plast Reconstr Surg. 2011;127:374−83.

52. Shaw RB, et al. Aging of the midface bony elements: a three-dimensional computed tomographic study. Plast Reconstr Surg. 2007;119(2):675−81.

53. Edsman KL, et al. Is there a method that can measure cohesivity? Cohesion by sensory evaluation compared with other test methods. Dermatol Surg. 2015;41:S365−72.

54. Rohrich RJ, et al. The retaining system of the face: histologic evaluation of the septal boundaries of the subcutaneous fat compartments. Plast Reconstr Surg. 2008;121:1804−9.

55. Kruglikov IL, et al. Soft tissue fillers as non-specific modulators of adipogenesis: change of the paradigm? Exp Dermatol. 2015;24:912−5.

56. Landau, et al. Science of hyaluronic acid beyond filling: fibroblasts and their response to the extracellular matrix. Plast Reconstr Surg. 2015; 136 (5S):188−195.

57. Stefano, et al. Hyaluronate increases polynucleotides effects on human cultured fibroblasts. J Cosmet Dermatol Sci Appl. 2013; 3:124−128.

58. Shirakabe Y, et al. A new paradigm for the aging Asian face. Aesthetic Plast Surg. 2003;27(5):397−402.

59. Stuzin JM, et al. The relationship of the superficial and deep facial fascias: relevance to rhytidectomy and aging. Plast Reconstr Surg. 1992;89(3):441−9.

60. Cong L-Y, Phothong W, Lee SH, Wanitphakdeedecha R, Koh I, Tansatit T, Kim HJ. Topographic analysis of the supratrochlear artery and the supraorbital artery. Plast Reconstr Surg. 2017;139 (3):620e−7e.

61. Lee JG, Yang HM, Choi YJ, Favero V, Kim YS, Hu KS, Kim HJ. Facial arterial depth and relationship with the facial musculature layer. Plast Reconstr Surg. 2015;135(2):437−44.

62. Hwang K, Lee GI, Park HJ. Branches of the facial artery. J Craniofac Surg. 2015;26(4):1399−402.

63. Sykes JM, Trevidic P, Suárez GA, Criollo-Lamilla G. Newer understanding of specific anatomic targets in the aging face as applied to injectables. Plast Reconstr Surg. 2015;136:56S−61S.

64. Lefkowitz T, Hazani R, Chowdhry S, Elston J, Yaremchuk MJ, Wilhelmi BJ. Anatomical landmarks to avoid injury to the great auricular nerve during rhytidectomy. Aesthetic Surg J/Am Soc Aesthetic Plast Surg. 2013;33(1):19−23.

65. Dorafshar AH, Borsuk DE, Bojovic B, Brown EN, Manktelow RT, Zuker RM, et al. Surface anatomy of the middle division of the facial nerve. Plast Reconstr Surg. 2013;131(2):253−7.

66. Trussler AP, Stephan P, Hatef D, Schaverien M, Meade R, Barton FE. The frontal branch of the facial nerve across the zygomatic arch: anatomical relevance of the high-SMAS technique. Plast Reconstr Surg. 2010;125(4):1221−9.

67. Surgical Anatomy of the ligamentous attachments in the temple and periorbital regions. Cosmetic; 2000. pp 1−16.

68. Sullivan PK, Hoy EA, Mehan V, Singer DP. An anatomical evaluation and surgical approach to the perioral mound in facial rejuvenation. Plast Reconstr Surg. 2010;126(4):1333−40.

69. Surek CK, Vargo J, Lamb J. Deep pyriform space. Plast Reconstr Surg. 2016;138(1):59−64.

70. Wan D, Amirlak B, Rohrich R, Davis K. The clinical importance of the fat compartments in midfacial aging. Plast Reconstr Surg Glob Open. 2013;1(9):e92−8.

71. Rohrich RJ, Pessa JE. The anatomy and clinical implications of perioral submuscular fat. Plast Reconstr Surg. 2009;124(1):266−71.

72. Rohrich RJ, Pessa JE. The fat compartments of the face: anatomy and clinical implications for cosmetic surgery. Plast Reconstr Surg. 2007;119(7):2219−27.

73. Gierloff M, Stöhring C, Buder T, Wiltfang J. The subcutaneous fat compartments in relation to aesthetically important facial folds and rhytides. Br J Plast Surg. 2012;65(10):1292−7.

74. Rohrich RJ, Pessa JE. The retaining system of the face: histologic evaluation of the septal boundaries of the subcutaneous fat compartments. Plast Reconstr Surg. 2008;121(5):1804−9.

4 注射填充的基本技术

4.1 设计（方法）

  笔者在诊所遇到很多要求进行填充治疗的求美者，他们中有些人只希望对特定部位进行填充，而有些人则希望进行全面部填充。笔者会对就诊的求美者进行面部分析，一步一步地找到需要调整的区域。这个过程被称为"设计"。笔者喜欢按如下过程进行。

  首先，检查求美者面部正位观的横向和纵向的比例。

- 评估额部、鼻部、下巴的长度，然后确定哪个部位需要调整。

  其次，检查正面观面颊周围区域是否协调平滑。

- 评估前颊部、侧颊部、颞部、鼻唇沟的容量和凹陷情况。拟将中面部设计成心形脸。

  再次，以侧位观检查前额—鼻根—下巴的轮廓线。

- 从额头到鼻根以及从嘴唇到下巴的线条应该具有自然的弧度。侧位观的弧度取决于个人喜好。

  最后，以侧位观检查 Ricketts 线的形态。

- 评估鼻子的高度、嘴唇的容量、下巴的突出度，检查它们是否位于 Ricketts 线内。

  下文将详细讨论这 4 个步骤。每个区域的设计细节在后续章节（第 5 章）详细讨论。本章内容主要涵盖全面部的设计以及相邻区域自然衔接的技巧。

4.1.1 正位观：水平 / 垂直方向的比例

  评估中面部正位观的水平和垂直（纵向）方向的比例。

  如果面部的垂直方向长度相对较短，则面部看起来较宽或相对较大。在这种情况下，将垂直方向长度设计长一点可以平衡水平方向宽度与垂直方向长度的比例，使面部看起来更小。正如章节 1.3 所述，西方人的额部、鼻子、下巴的比例为 1∶1∶1 时是最理想的，但对亚洲人来说，1∶1∶（0.8～0.9）的比例最为理想。无论如何，额部的纵向长度应该和中面部的纵向长度相等（图 4.1）。

  在检查完正位观的额部、鼻子、下巴长度后，评估它们之间的比例是否平衡以及某一部分是否较短。可以使用测量工具测量其比例。有一些专门为美学分析设计的工具（图 4.2），当然常用的设计笔也可用于测量（图 4.3）。

- 额部长度。

  如果额部相对较短，可通过填充剂增加容量或通过激光调整发际线使额部相对加长。额部不美观的求美者通常会用头发来遮挡。这些求美者因为遮

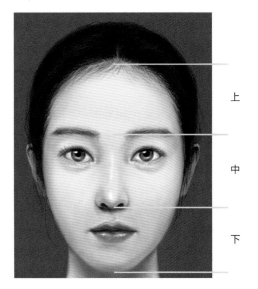

图4.1　理想的面部比例

挡的原因，额部并非总是可见，所以下巴到眉毛的长度可以被视为面部的长度，因此面部的长宽比看起来比实际的更小。对于这部分求美者，重要的是通过填充和脱毛使额部和整个面部相平衡。

- 鼻子长度。

如果鼻子看起来很短，可通过填充剂增大鼻小柱或鼻背，使鼻子和面部平衡。

- 下巴长度。

如果下巴很短，可通过隆颏来拉长下巴，从而调整面部的垂直比例。对于圆脸的求美者，其整个面部在正面看起来较大，所以如果将下巴稍微加长一些，下颌的轮廓会变窄，脸看起来会相对较小。

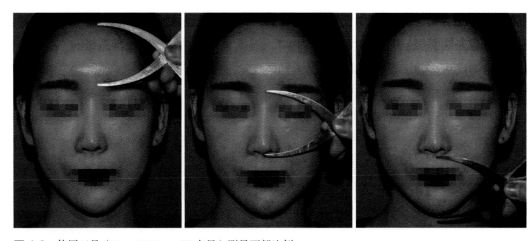

图4.2　使用工具（BeautiPHIcation™卡尺）测量面部比例

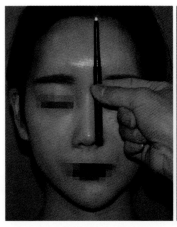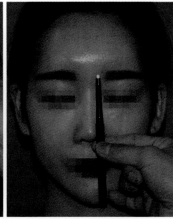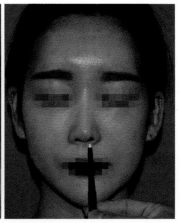

图4.3　用设计笔测量面部比例

如上所述，对于亚洲人来说，下面部较中面部长度略短较为合适。

4.1.2　正位观：心形中面部

评估中面部正位观是否呈心形或倒三角形（见章节 1.3）。

- 正面观时的颊部容量。

正面观时，前颊部的自然容量很重要。过去，用填充剂填充鼻部或鼻唇沟很受欢迎；但最近，将填充剂用于矫正整个面部的轮廓成为一种趋势。面颊占中面部的 1/2，靓丽的面颊线条给人一种可爱的感觉和良好的第一印象。若因缺乏美的概念而忽视这一区域的美学设计会适得其反。

西方人和亚洲人对前颊部和侧颊部的审美不同（见章节 1.2），这是因为西方人和亚洲人的颧骨结构有着明显的不同。正位观，西方人从上颌骨到颧骨的线条存在自然的弯曲，而亚洲人的上颌骨看起来较为扁平，在颧弓处突然出现弯曲。

西方人和亚洲人的面颊高光部位也有所不同。西方人的高光区为椭圆形，更靠近外眦外侧。而在亚洲人中，高光区类似圆形而不是椭圆形，位于外眦线上或更接近内侧。

西方人经常采用硅胶假体丰颊，但东方人更喜欢通过颧骨缩小手术来缩小颧骨。当用非手术方法对亚洲人的面部进行填充剂填充时，对扁平前颊部的填充非常重要，即要比外眦更偏内侧。而对于西方人，重要的是把面颊的高光区设计在外眦外侧，并通过它来创造一个 ogee 曲线。

当颧骨过于突出时，可以通过矫正颞部和侧颊部的凹陷使面部的水平宽度显得更小。

仔细观察面颊，检查靠近前颊的眶下区是否存在鼻颧沟、睑颧沟和颊中沟，并根据需要进行矫正。鼻唇沟或眶下凹陷会给人一种疲惫的感觉，建议在设计时考虑到这一点。

- 正位观时的侧颊和颞部凹陷。

评估侧颊部和颞部是否凹陷。

如果颧弓突出，可能伴有侧颊和颞部凹陷，这使得面部看起来更宽，给人以不良印象。

适度突出的颧骨在西方人看来很有吸引力，但在亚洲人看来并非如此。如果一个亚洲人的颞部或侧颊有严重的凹陷，通过填充给人一种柔和的印象很重要。

- 鼻唇沟。

评估鼻唇沟区域是否伴有严重的凹陷。鼻唇沟区域的填充和中面部的前颊部填充一样重要。鼻唇沟的矫正是获得心形脸的关键步骤。

由于皮肤组织的老化，鼻唇沟常伴随面颊下垂（不是皱纹），因此在设计前颊部填充矫正时应考虑这一点。由于鼻唇沟的形成与颧区脂肪室的变化有关，不经思考地向鼻唇沟区注入过多的填充剂并不是一种正确的矫正方式。

4.1.3　侧位观：S 形曲线、倒 S 形曲线、ogee 曲线

观察侧位观时的面部轮廓和侧位观（斜位 45°）时的额部—鼻根—鼻尖—下巴轮廓（图 4.4）。

- 评估额部是否光滑以及有无凹陷。

侧位观评估额部轮廓是否为凸出的曲线，并设计需要矫正的部分。

- 评估从额部到眉间（鼻根）的曲线是否为 S 形的自然曲线。
- 将下唇到下巴的曲线设计为倒 S 形。

将嘴唇或下巴设计得向前突出太多是不自然的。

- 将从颧骨到侧颊的曲线设计为 ogee 曲线。

西方人喜欢侧位观中带有轻微侧颊凹陷的 ogee 曲线。然而，需要注意的是，亚洲人往往不愿意拥有 ogee 曲线。

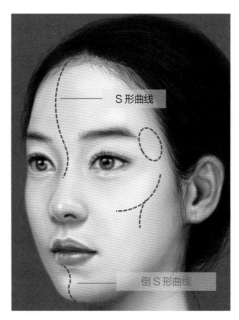

图 4.4 S形曲线和倒S形曲线（斜位 45°）

4.1.4　侧位观：Ricketts 线

在侧位观中设计一条假想的 Ricketts 线（图 4.5）。

我们已经观察到，亚洲人和西方人理想的鼻尖—下唇—下巴的线条是不同的（见 4.1.1）。亚洲人在正面观时下巴常较短，而侧位观时下巴常后缩。在这种情况下，侧位观的轮廓不理想。

要使用 Ricketts 线来创建理想的轮廓，建议进

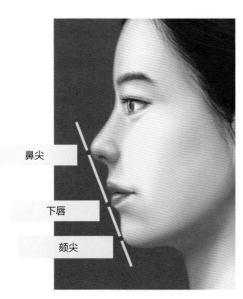

图 4.5　Ricketts 线

行以下调整。

- 抬高鼻小柱或突出鼻尖。
- 嘴唇需向 Ricketts 线内移动。
- 下巴需突出在线上。

在隆颏时，使内缩的下巴在侧位观中向前突出，并将较短的下巴在正位观中向下拉长是关键。

4.1.5　可安全注射填充剂的设计：危险区域的标记

在填充前进行设计时，无论使用钝针还是锐针，对危险区域有一个清晰而深入的认识是非常重要的。了解血管和神经的走行和层次，并在术前标记它们，将有助于预防并发症的发生。除了标记血管，提前标记填充区域以及安全线也是有帮助的。

4.1.5.1　安全操作的设计示例

填充区域和相应的危险结构如下。

- 前颊部 / 眶下凹陷。
  - 标记眶下孔，眶下孔内有眶下动脉和眶下神经穿出；标记颧面孔，颧面孔内有颧面动脉和颧面神经穿出。标出角动脉的走行路径（图 4.6）。
- 鼻唇沟。
  - 标记面动脉及其分支。
- 颞部。
  - 标记哨兵静脉、颞中静脉和颞浅动脉。然后，标记填充剂注入的安全区域和进针点（图 4.7）。
- 额部。
  - 标记血管、治疗区域和钝针进入的安全进针点（图 4.8）。

4.2　麻醉——神经阻滞

大多数注射填充操作需要行表面麻醉或神经阻

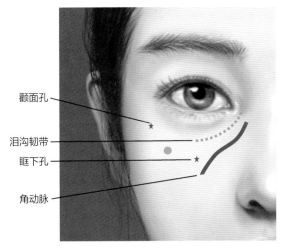

图 4.6 眶下危险区域。蓝色虚线，泪沟韧带；红线，角动脉；红星，眶下孔和颧面孔；绿点：进针点

滞。注射填充时，麻醉阻滞的目标神经是第 5 对脑神经（三叉神经）。它有 3 个分支：眼支（V1）、上颌支（V2）、下颌支（V3）。3 个分支所支配的区域和每个区域的感觉神经分支如图 4.9 和 4.10 所示。在注射填充过程中，不同面部区域可被阻滞的神经如表 4.1 所示。

4.2.1　眶上神经和滑车上神经阻滞

眶上神经从眶上切迹出眶。眶上切迹几乎与瞳孔中线重合，或略位于瞳孔中线内侧。该切迹可通过触摸来确认。阻滞时在切迹附近注射约 1 ml 利多卡因。朝向眉毛上方进针，注意不要注射入眶内。在某些情况下，可有侧支从眶上缘上方的眶上

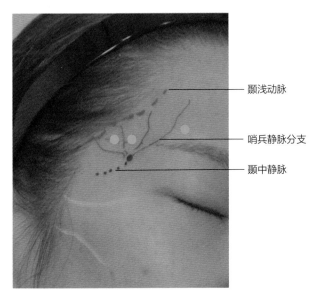

图 4.7　颞部危险区域。蓝色虚线，颞中静脉；蓝色实线，哨兵静脉分支；红色虚线，颞浅动脉；绿点，进针点

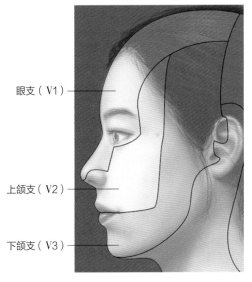

图 4.9　三叉神经的皮肤分布

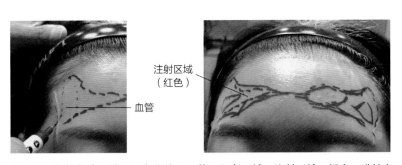

图 4.8　额部危险区域。蓝色虚线，血管；红色区域，注射区域；绿点，进针点

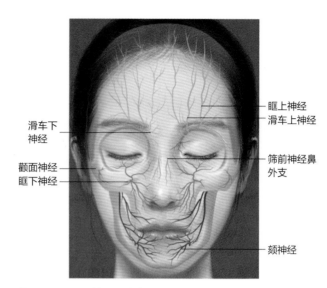

图 4.10 三叉神经的分支

表 4.1 面部区域及相应神经

面部区域	相应神经
额部	滑车上神经 / 眶上神经
颞部	颧颞神经
鼻部	筛前神经鼻外支
鼻唇沟	眶下神经
下巴	颏神经

孔穿出，导致麻醉效果不佳。在这种情况下，可在眶上缘上方 1 cm 处追加注射利多卡因（图 4.11）。

滑车上神经来自眉毛内侧边缘附近的滑车上切迹。与眶上神经阻滞相同，先用手触摸切迹，在滑车上切迹附近注射约 0.5 ml 利多卡因（图 4.12）。

麻醉进针时针头和皮肤相垂直，但麻醉眶上神经和滑车上神经时可在一个进针点完成。用一根长度超过 1 in（约 2.5 cm）的针插入眶上缘外侧 2/3 处，向内直达滑车上切迹。阻滞滑车上神经后，退针时阻滞眶上神经（图 4.13）。

4.2.2 颧颞神经阻滞（图 4.14）

在额骨与颧骨交界处有一颧额缝，触诊时表现为眉外突出的骨性结构。

颧颞神经从颧额缝外侧穿出并负责眉毛外侧和

太阳穴区域的感觉。从上往下（从头侧至尾侧）斜插入针后，以边退针边注射的方式注入利多卡因。

4.2.3 颧面神经阻滞（图 4.15）

颧面孔位于颧骨眶下缘与眶外侧缘交点附近。麻醉时在该交点处插入针头，触及骨面后注入大约 0.5 ml 利多卡因。

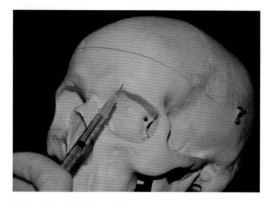

图 4.11 眶上神经阻滞

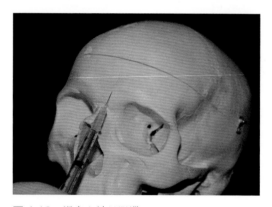

图 4.12 滑车上神经阻滞

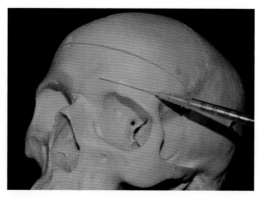

图 4.13 滑车上神经和眶上神经阻滞

4.2.4 筛前神经鼻外支阻滞（图4.16）

筛前神经鼻外支从鼻骨和上外侧软骨交界处穿出。触及交界处后，在边界下方进针，注射约0.5 ml利多卡因。

4.2.5 眶下神经阻滞（图4.17）

经皮和经口内入路均可操作。眶下神经起自眶下孔，位于瞳孔中线眶下缘下约1 cm处。在眶下孔附近注射约1 ml利多卡因。

采取口内入路时，可在上方第二前磨牙处缓缓进针。

4.2.6 颏神经阻滞（图4.18）

颏神经阻滞与眶下神经阻滞相同，经皮或经口内均可给药。颏神经起自颏孔，位于瞳孔中线稍内侧、嘴角下2 cm处。经皮入路，从外向内朝颏孔进针并注射。经口内入路，从下方第二前磨牙缓缓向下进针。

4.2.7 耳大神经阻滞（图4.19）

耳大神经不是三叉神经的分支，它是颈神经C2和C3的分支，覆盖在胸锁乳突肌（SCM）前方并向上移行。求美者取仰卧位，将头部偏向一侧以显露胸锁乳突肌，标记胸锁乳突肌的前、后缘。进针点位于胸锁乳突肌前、后缘中线，距外耳道约6.5 cm处。针头刺入后将利多卡因注射至肌筋膜上，而不是胸锁乳突肌内，在注射点形成一皮丘。此时，操作者可用自己的手指测量6.5 cm的距离，通常拇指掌指关节到拇指指尖的距离约为6.5 cm。

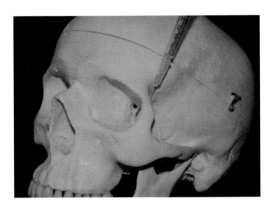

图4.14 颧颞神经阻滞

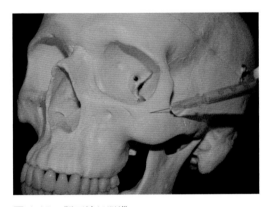

图4.15 颧面神经阻滞

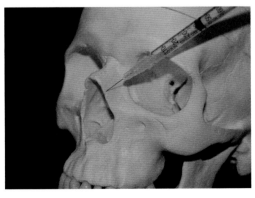

图4.16 筛前神经鼻外支阻滞

4.3 钝针或锐针的选择

4.3.1 钝针（图4.20）的特点

A. 钝针造成的组织损伤较小。在轻柔的操作下可减少对神经和血管的损伤。

B. 长钝针在行进的过程中会弯曲。

C. 当钝针在行进过程中遭遇强韧的韧带时术者会

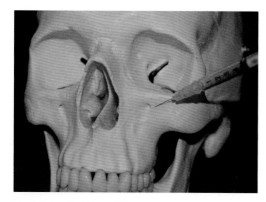

图4.17 眶下神经阻滞

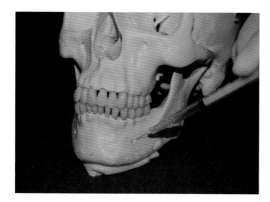

图4.18 颏神经阻滞

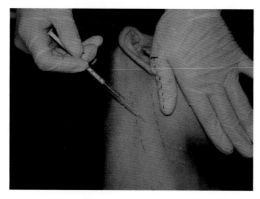

图4.19 耳大神经阻滞

感觉到阻力，因此，即便无法看到，也能通过钝针遇到的阻力来判断解剖结构。在操作前，了解钝针在行进过程中会遇到的主要结构是非常有必要的。

D. 在操作过程中，当钝针触及血管或神经时，即便没有造成直接的损伤，求美者也会感到疼痛。

E. 通过回抽试验很难判断钝针有没有进血管。即使钝针已经进入血管，回抽试验往往也是阴性的（图4.21）。

F. 钝针的出药口在针头的侧方，不在针头的最尖端。为了将填充剂精准地注射到设计区域，准确调整出药口的朝向并精准地放置针尖的位置是非常必要的。

G. 如果推注阻力过高，钝针和注射器连接处可能会爆裂，所以必须将钝针和注射器连接紧密。如果使用某种填充剂时某个型号的钝针经常爆针，那么应该选择直径更粗的钝针。

H. 使用的钝针直径越大，发生血管损伤的可能性越小。

I. 虽然钝针的针头是钝的，但出药口经常较为锋利（图4.22），这和制造钝针的厂家的工艺有关。

J. 使用钝针时，笔者常采用深层穿刺分离后注射法，步骤如下。

　a. 明确注射的层次。

　b. 首先通过夹捏技术（PINCH技术）、按压技术以及对骨面的触感将钝针尖端插入预想的注射层次，然后将钝针置入。

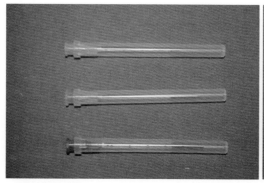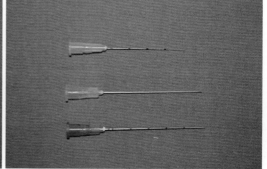

图4.20 钝针

c. 像扇形注射技术一样，将钝针在同一层次内前后来回移动，此时并不注射填充剂。

d. 当确定拟注射区域的纤维结缔组织被松解后，可以在退行的过程中注射少量填充剂。也可以在推注填充剂前先将钝针移除，用手挤压分离腔隙部位以将血液排出。如果进针点没有溢出的血液，说明在分离间隙的过程中没有造成血管损伤。

e. 如果在挤压时发现有出血，可以通过以下办法检查出血点。按压钝针的整个走行

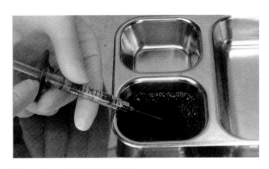

图 4.21　钝针的回抽试验

路径。如果手从穿刺点移除后立即开始出血，则出血点在穿刺点和压迫区之间。另外，如果在按压下擦除出血时没有出现额外的出血，则出血点位于压迫区。可以通过逐渐减少压迫的区域来确定出血位置。

f. 在完成注射后，通过塑形来创造理想的轮廓。

4.3.2　锐针的特点

A. 锐针的尖端锋利，在刺破组织时容易向前推进。

B. 与钝针相比，血管或神经损伤的可能性相对较高。

C. 针的末端呈斜形。填充剂实际注入的区域并不是斜线的末端，而是斜线处更靠近注射器的部分（图 4.23）。

D. 对每个治疗点位，在推注前必须确认锐针是否位于安全的层次。

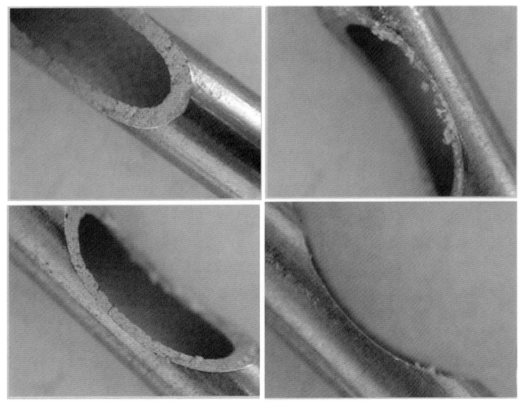

图 4.22　钝针锐利的出药口（经 Samsung Feel 诊所 Wook Oh 博士许可使用）

E. 可以进行真皮层注射，用钝针进行真皮层注射非常困难。

F. 注射填充剂前可通过回抽试验检查针尖有无入血（图4.24）。在大多数情况下，使用注射器中自带的针头进行回抽试验很重要。但回抽试验阳性并不意味着针尖一定位于血管内。如果手术过程中血管部分损伤后血液在组织中扩散，则可能会出现假阳性。

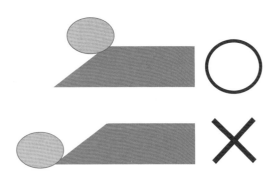

图4.23　填充剂实际被推注出来的位置

G. 如果医生在非必要的情况下增加推注力，填充剂可能会沿着针头的外壁在针头前进的通道返流（图4.25）。

钝针与锐针的特点比较总结见表4.2。

4.4　注射技术

填充剂注射有许多不同的方法。无论使用的是钝针还是锐针，根据注射量、注射角度和进针点数量的不同，都对应多种技术。可根据治疗区域的层次和填充剂的性质来选择具体技术。深层次大容量注射和矫正动态的少量注射所用的技术有很大的不同，因此需要熟悉各种技术的特点。

- 总的来说，高黏弹性的填充剂通常采用"三明治团块注射技术"和"塔状注射技术"。它们都可以用来增强面部轮廓。

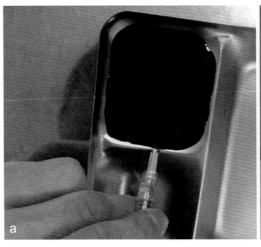
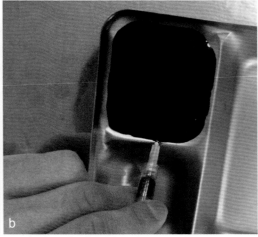

图4.24　锐针的回抽试验。a. 无负压；b. 有负压（经 DAEHAN medbook 许可使用）

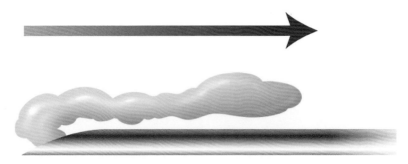

图4.25　填充剂向后流动

表 4.2 钝针与锐针的对比

比较项目	钝针	锐针
组织损伤	较小	较大
注射技术	扇形注射和边回退边推注技术	垂直注射
进针点	单独创建	没必要单独创建
注射深度	除了真皮层之外的层次	包括真皮的所有层次
回抽试验	无用	有用
安全性	没有绝对安全的操作	

- Mantoux 技术、微穿刺法和微滴法可用于矫正瘢痕、皮肤的静态皱纹和动态皱纹。

  章节 4.5 将介绍不同面部区域注射填充时钝针和锐针的具体选择和基本注射技术。

4.4.1 注射技术的类型

4.4.1.1 逆行注射和顺行注射技术（图 4.26）

顺行注射是指一边向前移动注射工具（钝针或锐针），一边推注填充剂的技术。

逆行注射是指一边回退注射工具，一边推注填充剂的技术。逆行注射在回退注射工具的过程中释放了针尖的压力。如果注射工具损伤了血管，出血很容易识别。即使针头进入血管，注射压力也会在推注时降低。逆行注射能将血管并发症的风险降至最低，因此，大多数医生使用逆行注射的方法。

4.4.1.2 扇形注射技术（图 4.27a）

扇形注射技术在大范围均匀注入填充剂时使用，该技术可减少进针点的数目。扇形技术在使用钝针和锐针时都非常有用。该技术也是下文将介绍的深层穿刺分离技术的基础。

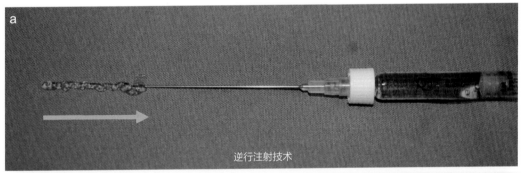

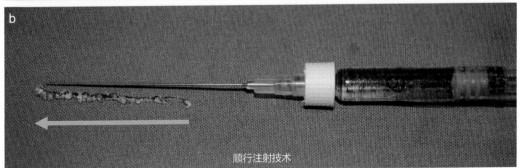

图 4.26 逆行注射和顺行注射技术（经 S. THEPHARM 许可使用）

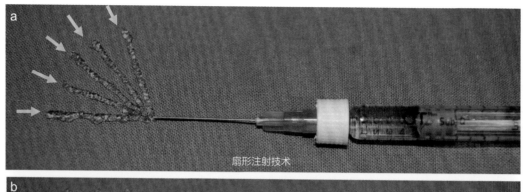

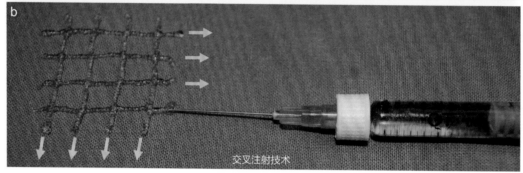

图 4.27　大范围注射技术（经 S. THEPHARM 许可使用）

4.4.1.3　交叉注射技术（图 4.27b）

交叉注射技术的操作步骤如下：先用钝针或锐针以固定间隔平行注射数个针道，再垂直于针道以平行方式注射数个针道，使针道互相交叉。该技术可以使注射的填充剂更加均匀，但缺点是会产生许多进针点，导致淤青。

4.4.1.4　团块注射技术（图 4.28）

团块注射技术不需要很多注射点，大量的填充剂被一起注入目标层次后被塑造成想要的形状，塑形过程需要小心地进行。但即使经过塑形，填充剂也有可能由于黏弹性而再次形成团块。如前文所述，黏弹性是填充剂的一种独特性能。因此，应该注意的是，对填充剂进行塑形并不总是能产生预期的形状。

4.4.1.5　线性注射技术 / 连续线性注射技术（图 4.29a，b）

先插入钝针或锐针，然后在退针时以均匀的压力推注填充剂的技术即为线性注射技术。连续线性注射技术和线性注射技术的不同点在于，它是一种在一条直线上连续进行数个一致的线性注射的技术。

两者都通过逆行注射技术实现，从而降低了血管并发症的发生风险。

4.4.1.6　连续点状注射技术（图 4.29c）

连续点状注射技术是在一定区域内按一定间隔点状注入少量填充剂。该技术主要用于深层填充。

4.4.1.7　微滴注射技术（图 4.29d）

微滴注射技术用于真皮或真皮下层注射。该技术主要应用于将非常少量的填充剂注入皮肤皱纹处。

4.4.1.8　Mantoux 试验注射技术

Mantoux 试验注射技术是一种向真皮或真皮下平面注射，使皮肤颜色变白的方法，类似皮试。这是一种使用柔软填充剂来矫正瘢痕、皮肤褶皱和动态皱纹的方法。

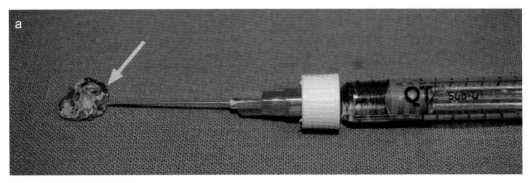

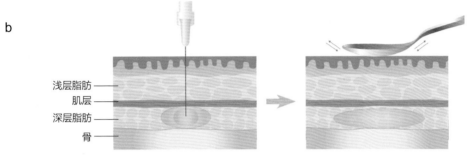

浅层脂肪 —
肌层 —
深层脂肪 —
骨 —

图 4.28　团块注射技术。a. 实物图；b. 示意图。大量填充剂被垂直注射后，需按压以使填充剂展开（经 DAEHAN medbook 许可使用）

4.4.1.9　三明治注射技术

将锐针或钝针水平插入深层，注入少量填充剂。然后改变角度，进入中间层或浅层，注入少量填充剂。与垂直进针来建立层次的塔式注射技术相比，这是一种水平进针来建立层次的技术。

4.4.1.10　塔式注射技术（图 4.30）

塔式注射技术的操作方法如下：首先垂直进针，针尖抵及骨膜表面。然后，将针稍微回退，产生负压后注入填充剂。以同样的方式，在不同的层次中非连续地注入填充剂。填充剂就像塔一样一层层地堆叠起来。

4.4.1.11　深层穿刺分离注射技术（图 4.31）

深层穿刺分离（deep puncture and separation, DPS）注射技术与逆行注射技术略有不同。虽然这种注射方法与扇形注射技术相似，但它们的目的不同。扇形注射技术的目的是用最少的进针点向不同的方向注入填充剂。DPS 注射技术类似于扇形注射技术，注射针以扇形方式前后移动，但在此过程中并不注入填充剂。DPS 注射技术的第一步是分离填充层次。换句话说，该技术首先是通过扇形技术将小的间隙打通，制造一个更大的空间以利于填充。采用 DPS 注射技术，在深层填充空间剥离好之后移除钝针，挤压操作部位以检查出血情况。如果有血管损伤，则可在进针点发现出血。如果挤压时看不到出血，则可以注射填充剂。如见少量出血，则需止血后再注入填充剂。如果在没有挤压的情况下可见血液从进针点溢出，则必须按压钝针经过的区域来止血，经过足够的压迫止血后再注入填充剂，或改变进针点并注入填充剂。

面部各部位推荐的注射技术如表 4.3 所示。

4.5　不同部位的基本注射技术

根据部位不同，选择钝针和锐针。

A. 前额。

　i. 钝针。

　　a. 如果想填充平整且没有淤青，可以使用钝针。当然学习该技术需要耗费大量时间，也较为困难。如果避开主要血管，该操作可在没有淤青的情况下完成；但如果损伤了主要血管，则淤青会快速扩散。

b. 选择 2~3 个进针点，广泛剥离骨膜上平面（图 4.32）。

c. 当填充眉上部时要小心，因为眶上动脉

和滑车上动脉在眉上深部走行。用手在眼部上方压住眶上缘，防止填充剂流入眼部。在注射时要确保钝针的侧孔远离眼部方向（图 4.33，4.34）。

ii. 锐针。

a. 用锐针填充额部较为简单、快捷，但发

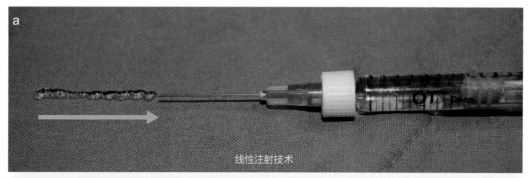

线性注射技术

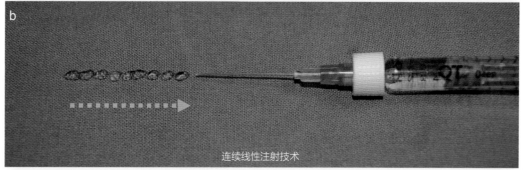

连续线性注射技术

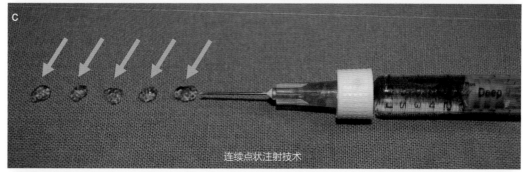

连续点状注射技术

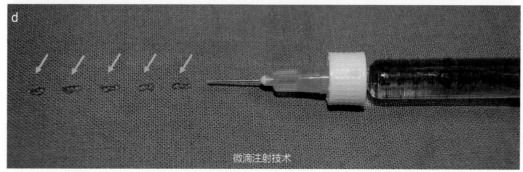

微滴注射技术

图 4.29　根据单次注射量的不同来分类的注射技术（经 S. THEPHARM 许可使用）

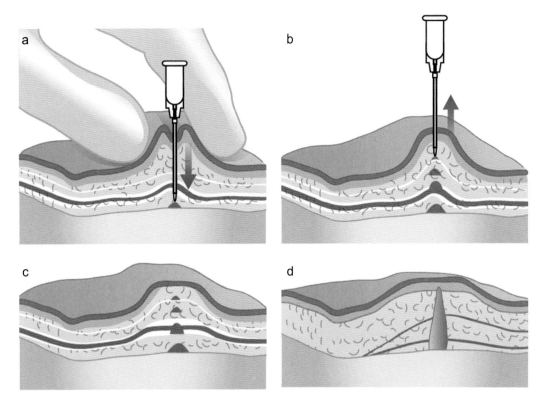

图 4.30 塔式注射技术。它是垂直注射法的一种变体，以不连续的方式将填充剂注入不同层次中（a~d）（经 DAEHAN medbook 许可使用）

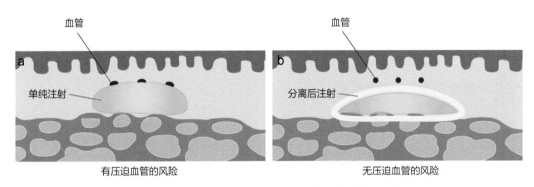

图 4.31 DPS 技术示意图。a. 传统的团块注射技术；b. DPS（深度穿刺分离）技术（经 DAEHAN medbook 许可使用）

生淤青的可能性较大。

　b. 在额部上方 1 cm 以上处骨面注射填充剂，注射前需回抽，明确针尖没有进入血管。

B. 颞部。

　i. 钝针。

　　a. 通过钝针易于向皮下脂肪层注射填充剂。

　　b. 颞浅静脉在皮下清晰可见，而颞浅动脉

可通过搏动扪及。这两条血管位于皮下脂肪层的底部，并被包裹在颞浅筋膜内。当术者施行轻柔的夹捏动作时，皮下脂肪的深层受到牵拉并被拉起。此时，血管因被包裹在颞浅筋膜内而不能被拉起。在浅层脂肪内将钝针小心地向前推进（能感觉到被抬起），这样可以在不损害血管的情况下进行操作（图 4.35）。

表 4.3　推荐的注射技术

部位	推荐的注射技术
前额 / 眉间	退行线性注射技术 / 退行扇形注射技术 / 垂直团块注射技术
颞部	退行扇形注射技术 / 垂直团块注射技术
眶下凹陷	退行线性注射技术 / 退行扇形注射技术
颊部	退行线性注射技术 / 退行扇形注射技术 / 垂直团块注射技术
鼻部	退行线性注射技术 / 垂直团块注射技术
鼻唇沟	退行线性注射技术 / 垂直团块注射技术
唇	退行线性注射技术 / 垂直团块注射技术
木偶纹	退行线性注射技术 / 垂直团块注射技术
下巴	退行扇形注射技术 / 垂直团块注射技术 / 分层注射技术

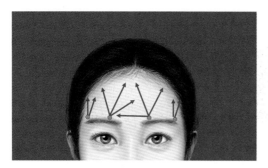

图 4.32　钝针填充时前额的剥离

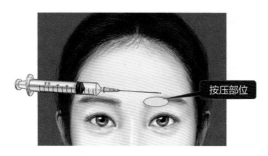

图 4.33　在眼部上方压住眶上缘，并将钝针开口朝上

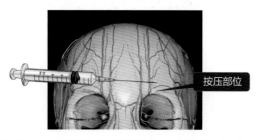

图 4.34　在眼部上方压住眶上缘，并将钝针开口朝上

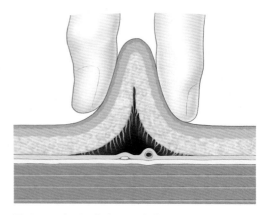

图 4.35　轻柔地捏起颞区皮肤

ii. 锐针。

　　a. 颞部用锐针进行深层注射比较容易。

　　b. 标记颞浅动静脉和无血管走行的区域。垂直进针并注射利多卡因来进行麻醉。确定无出血后在同一位置垂直注入填充剂（图 4.36）。

C. 鼻。

　　i. 钝针。

　　　　a. 麻醉后，将钝针从鼻尖进针，直达鼻背。然后在钝针回退过程中使用逆行注射技术来推注填充剂（图 4.37）。

　　　　b. 可在同一进针点对鼻小柱进行注射。

　　ii. 锐针。

　　　　a. 为方便操作，也可每隔 3 ~ 4 mm 做锐针

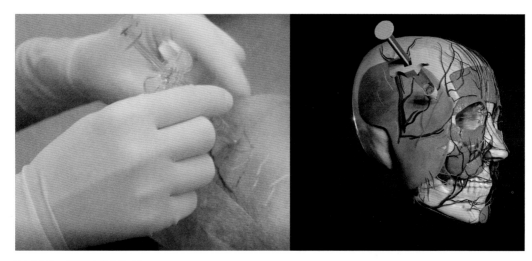

图 4.36 颞部的垂直注射

垂直注射，但每次注射前必须进行回抽试验。

　　b. 注射在肌肉深面比较安全，须使用夹捏的办法来判断层次（图 4.38）。

D. 鼻唇沟（NLF）。

　i. 钝针。

　　a. 当皮肤没有褶皱而仅有鼻唇沟凹陷时，单独使用钝针是有用的。有一种方法是在鼻唇沟延伸到口角外处设置一个进针点，朝向鼻唇沟进行填充（图 4.39）。该方法中，钝针插入方向与角动脉的走行方向相同，如果钝针进入角动脉，就有可能发生血管意外。因此，有些医生将钝针垂直于鼻唇沟方向进行填充（图 4.40）。

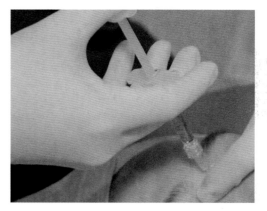

图 4.38 夹捏皮肤后注射

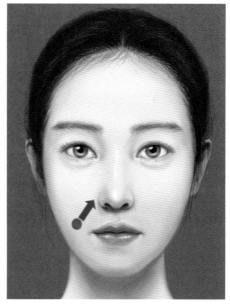

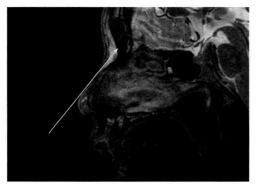

图 4.37 钝针注射（经 DAEHAN medbook 许可）

图 4.39 在鼻唇沟的延长线上插入钝针

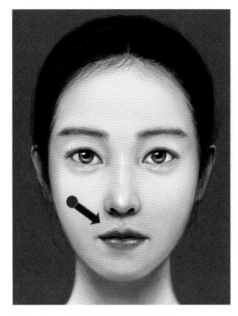

图 4.40   垂直于鼻唇沟插入钝针

  b. 鼻唇沟注射时，对颊内侧深脂肪垫下的 Ristow 间隙（图 4.41）进行注射是安全的。

  c. 在双平面注射中，可以在真皮下方分离并注射。在真皮内注射是不可行的。

 ii. 锐针。

  a. 当鼻唇沟凹陷合并存在皮肤褶皱时，推荐同时使用锐针注射的方法。这是因为只有使用锐针才能矫正皮肤褶皱。注射方法可以采用和褶皱垂直的蕨叶样真皮注射法，也可采用沿皮肤褶皱走行的直线注射法（图 4.42）。

  b. 需要了解没有血管走行的安全注射层次。

  c. 将手指放在角动脉的预期走行路径上并判断有无搏动。如果能感觉到角动脉搏动，治疗时要非常小心。

E. 印度安纹。

 i. 钝针。

  a. 当眼部下方的印第安纹又宽又深时可用钝针。

  b. 从进针点将钝针刺入后直达骨面（图 4.43），并在紧贴骨面的情况下行进。

  c. 注意不要损伤眶下神经和血管，它们从眶下孔穿出（图 4.44、4.45）。

  d. 由于颧 - 皮韧带是坚韧的组织，医生在使用钝针时偶尔会感到比较大的阻力。可以将进针方向从一边改为另一边，寻找疏松的组织，然后将钝针推进。

  e. 当钝针靠近鼻部时，患者可能会因角动脉被刺激（图 4.46）而感到疼痛。

 ii. 锐针。

  a. 当印第安纹的凹陷范围不大时，可以使用锐针。

  b. 如果想强化颧骨区域，触及骨面后垂直进针注射的技巧是有用的。

  c. 在面部前方，深层脂肪注射相对安全。

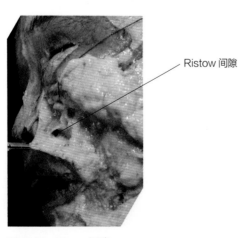

图 4.41   Ristow 间隙

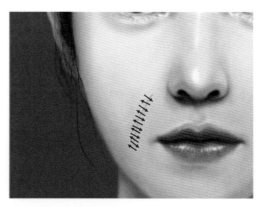

图 4.42   蕨叶样真皮注射方法

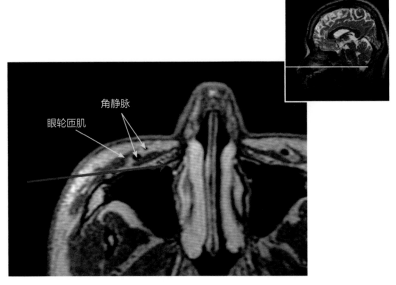

图 4.43 使用钝针的眶下印第安纹安全注射深度（经 DAEHAN medbook 许可使用）

确定血管的走行和深度，标记危险区域。将针推入深层后回抽，确定针尖未入血管后进行填充。

F. 下巴填充。

  i. 钝针。

    a. 当下巴较小而需要大范围填充时可用钝针。

    b. 在下巴线的侧方创建进针点（图 4.47，4.48），将钝针深入，触及骨面后推进。

    c. 下巴深层为安全区域，无危险血管，填充后较少形成淤青。然而，由于血管变异，在某些情况下，下巴的中央可能有大血管通过。虽然下巴是一个相对安全的区域，但操作仍必须温和，从而减少血管的损伤。

  ii. 锐针。

    a. 当下巴中央或下巴侧方有凹陷但不严重时可以使用锐针。

    b. 深层注射相对安全。

    c. 注射前回抽。

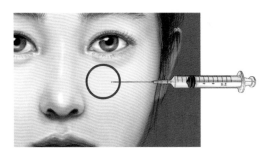

图 4.44 眶下孔区和注射填充剂（经 MANIAMIND 许可使用）

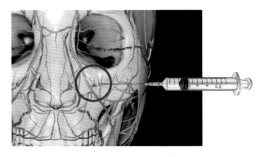

图 4.45 眶下孔区和注射填充剂（解剖）（经 MANIAMIND 许可使用）

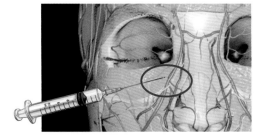

图 4.46 角动脉受到刺激引起疼痛（经 MANIAMIND 许可使用）

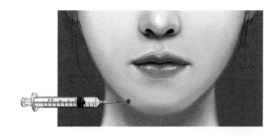

图 4.47　下巴填充时钝针的进针点

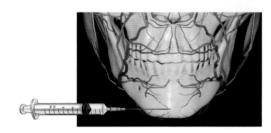

图 4.48　下巴填充时钝针的进针点（解剖）（经 MANIAMIND 许可使用）

4.6　填充剂塑形和填充剂溶解实验

4.6.1　填充剂塑形

A. 填充剂是具有流动性的半固体材料。因为这一特性，可以使用锐针或钝针进行填充剂注射。填充剂进入组织后，会恢复到原来的形态并作为植入物行使其功能。填充剂的物理性能由先前所述的流变学性质（特别是黏性和弹性）决定，黏性和弹性用 G'、G'' 表示。

B. 填充剂有 2 个主要用途：其一是矫正真皮层的凹陷，其二是增加面部软组织容量。临床上，还有更多类型的填充剂来增加面部容量。

C. 当填充剂被用来增加面部软组织容量时，主要被注射到深层。填充剂不仅要承受施加在面部的外部压力，还要承受面部自身肌肉所施加的压力。一方面，从临床的角度来看，低弹性的填充剂对外力的抵抗力较小。首次注射后其形状较难维持，容易变形。低弹性和软的填充剂在填充后很容易塑形成所需的形状。然而，塑造好的形态不易维持，容易改变和移位。但另

一方面，弹性好和硬度高的填充剂推注困难，需要更大的力量来塑形。一旦塑形成功，就不容易变形，因此形态可以很好地保持。

D. 高弹性的填充剂通常会被注入深层，用来增加组织容量。当向鼻部注射填充剂时，应选择能保持良好形状并能抵抗外力的材料。然而，填充剂的弹性越大，血管受到压迫的可能性就越大。这反过来又增加了发生缺血性副作用的风险。根据医生的技能或偏好，应选择具有适当流变学性质的填充剂。对于浅层填充，弹性小且注射后能均匀展开的填充剂是首选。黑眼圈填充时填充剂的选择具有代表性。在填充黑眼圈时，填充剂层次浅，位于皮下，填充后可均匀地展开。然而，易于展开的填充剂也很容易在外力的作用下变形。由于手术后容易凹凸不平，因此，对接受过操作的求美者在术后护理过程中要充分宣教。

E. 填充剂生产公司通过调节交联比例或透明质酸的浓度来生产各种填充剂。因此，建议使用弹性相对高的填充剂进行深层注射以增加容量，使用弹性相对低的填充剂进行浅层注射以矫正皱纹。

F. 在填充之前应考虑以下几点。

　i. 拟治疗部位是否需要塑形？

　ii. 治疗后填充剂是否暴露于外力或面部表情所产生的压力作用之下？

　iii. 填充剂本身在手术后的体积变化将如何影响手术的效果？

　　例如，在填充鼻背时，若没有充分考虑对称性，则很可能发生不对称。如果出现不对称，应在操作结束后即刻进行矫正。从注射一开始，最好一边观察对称性一边塑形。

　　由于眉和鼻部本身表情丰富，以及术后眼镜的佩戴，鼻背区域填充后容易变形。在设计和术前咨询过程中，应仔细观察求美者的面部表情，并由此预测术后填充剂形状发生变化的概率。如果求美者的眉间肌或鼻肌的使用频率较高，则需用肉毒毒素

进行预处理。

还必须注意的是，填充剂注入体内后其体积会发生变化。双相填充剂内的游离透明质酸组分在2~3天内被吸收，因此留存的体积小于实际注射的体积。因此，可能会出现求美者术后即刻满意，而1~2周后抱怨填充剂效果消失的情况。

在被注射部位组织压力已经很高的情况下，由于压迫现象，术后即刻很难保持完美的外观。例如，当进行矫正鼻部凹陷的操作时，最好在术前评估该区域的组织压力。可以通过夹捏操作来估计组织压力。如果操作人员感到待处理部位的压力过大，那么术后填充剂的形状保持不变的可能性不大，该区域很可能再次下沉。因此，在操作前，医生应该决定是使用更硬的填充剂还是进行轻微的矫正。

有些单相填充剂含有甘露醇。作为抗氧化剂的甘露醇可以吸水和作为利尿剂。医生必须了解每种产品的特性并做出选择，这样才会产生更好的效果，并减少不必要的操作。即使使用相同的技术进行同样的操作，也可能因所选产品的特性不同而产生不同的结果。

当使用含有甘露醇的抗氧化剂进行填充时，应精心设计和计划填充的范围。

G. 塑形。

i. 卧蚕的塑形。

卧蚕是一个很难塑形的区域。塑形时，将填充剂填充入坚硬的组织中是很好的做法。然而，此操作有压力（和产品）误伤眼部的风险。因此，必须使用特殊设备（图4.49，4.50）。

ii. 侧颊区的塑形。

对侧颊区进行填充时，应将填充剂注射至正确的深度。对SMAS层下的纤维结缔组织必须使用钝针分离。这样可防止侧颊区在填充后变得凹凸不平。通过夹捏法可以明确SMAS的深度、腮腺的位置，从而辅助对SMAS下层的分离操作。医生无须将该层次完全分离，只需部分分离以削弱结缔组织。分离的范围即填充的范围。分离完成后即可注入填充剂并进行塑形。塑形时也可使用特殊设计的器械（图4.51，4.52）。

4.6.2 填充剂降解试验

A. 透明质酸填充剂和透明质酸酶。

i. 产生副作用或效果不满意时，医生可以通过溶解透明质酸填充剂来解决出现的问题。例如，透明质酸酶可用于治疗填充剂

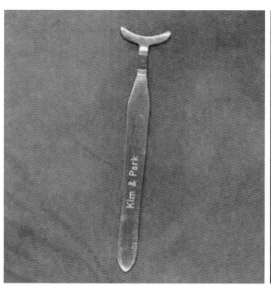
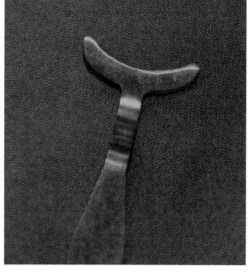

图 4.49 卧蚕塑形的专用设备

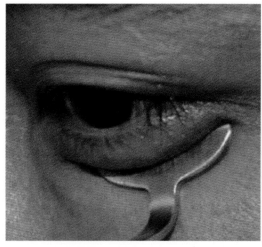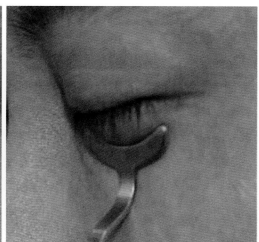

图 4.50　导向器的使用方法（经 DAEHAN medbook 许可使用）

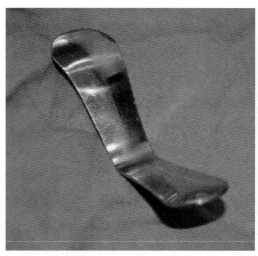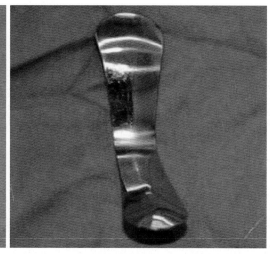

图 4.51　侧颊区的塑形器械

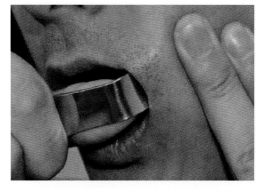

图 4.52　侧颊区塑形

误入血管导致的副作用。发生不良事件时透明质酸酶的使用将在稍后详细讨论。

ii. 透明质酸填充剂可分为双相和单相。这两种填充剂的溶解性是否不同值得研究。必须对填充剂进行溶解的情形通常都是紧急情况。因此，了解不同类型透明质酸填充剂的溶解过程特点将有助于医生有效地处理副作用。笔者测试了双相填充剂和单相填充剂对透明质酸酶的反应，还测试了聚己内酯填充剂对透明质酸酶的反应。

B. 实验设计。

i. 实验中使用的透明质酸酶为 1500 U/ 瓶。一般来说，在美国或欧洲使用的透明质酸酶是 150～200 U/ 瓶。本实验中使用的透明质酸酶的剂量高于美国或欧洲使用的产品。

ii. 将透明质酸酶与 2 ml 生理盐水溶液混合，配制成 750 U/ ml 的浓度。

iii. 在培养皿中放置 1 ml 填充剂后，混合不同浓度的透明质酸酶或生理盐水溶液。

C. 双相填充剂的溶解实验。

i. 将不同浓度的透明质酸酶和生理盐水与 1 ml 双相填充剂混合。

a. 双相填充剂 1 ml + 透明质酸酶 0.1 ml（75 U）（图 4.53）。0.1 ml（75 U）的透明质酸酶几乎不能溶解 1 ml 的双相填充剂。

b. 双相填充剂 1 ml + 透明质酸酶 0.5 ml（375 U）（图 4.54）。0.5 ml（375 U）的透明质酸酶不足以完全溶解 1 ml 的双相填充剂。

c. 双相填充剂 1 ml + 透明质酸酶 1 ml（750 U）（图 4.55）。

对于溶解 1 ml 的双相填充剂，需要

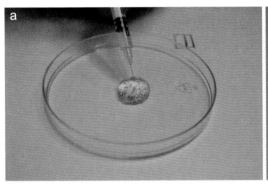
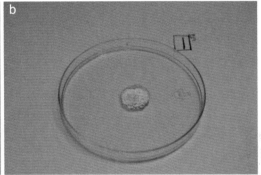

图 4.53　双相填充剂 1 ml + 透明质酸酶 0.1 ml（75 U）混合前（a）与混合后 5 分钟（b）的对比

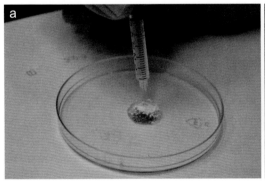
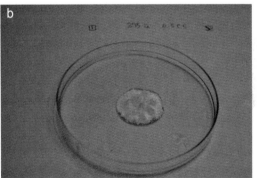

图 4.54　双相填充剂 1 ml + 透明质酸酶 0.5 ml（375 U）混合前（a）与混合后 5 分钟（b）的对比

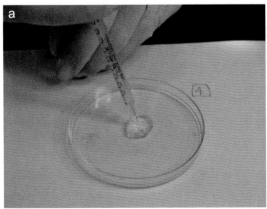
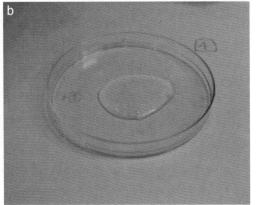

图 4.55　双相填充剂 1 ml + 透明质酸酶 1 ml（750 U）混合前（a）与混合后 5 分钟（b）的对比

1 ml（750 U）的透明质酸酶才足够。当然，在体和离体实验的结果不同。这是因为不同情况下透明质酸酶的降解程度不同。

d. 双相填充剂 1 ml＋生理盐水 1 ml（图4.56）。

双相填充剂与生理盐水混合均匀后达到新的平衡。乍一看，填充剂似乎被溶解了，但实际上并没有。

这表明，虽然透明质酸酶的剂量对其溶解能力非常重要（特别是对于双相填充剂），混合在一起的生理盐水量对溶解能力也很重要。本实验揭示了生理盐水的两种功能：一是对填充剂的稀释作用，二是降低填充剂黏弹性的作用。

D. 单相填充剂的溶解实验。

i. 将不同浓度的透明质酸酶和生理盐水与 1 ml 单相填充剂混合。

a. 单相填充剂 1 ml＋透明质酸酶 0.1 ml（75 U）（图4.57）。透明质酸酶的用量不足以溶解填充剂。可以观察到透明质酸酶不能与填充剂均匀混合，它以单独的状态存在。这和双相填充剂的溶解不同。

b. 单相填充剂 1 ml＋透明质酸酶 0.5 ml（375 U）（图4.58）。

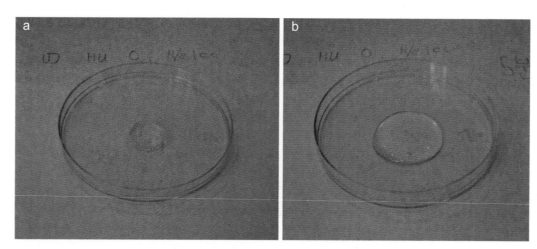

图 4.56　双相填充剂 1 ml＋生理盐水 1 ml 混合前（a）与混合后 5 分钟（b）的对比

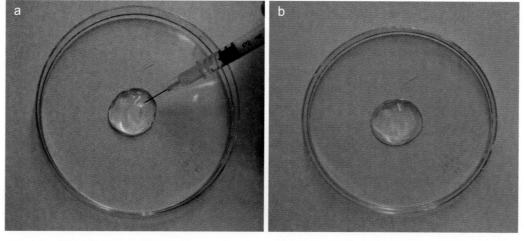

图 4.57　单相填充剂 1 ml＋透明质酸酶 0.1 ml（75 U）混合前（a）与混合后 5 分钟（b）的对比

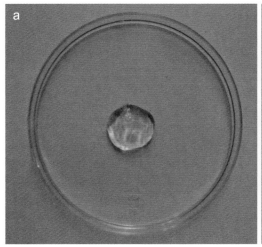
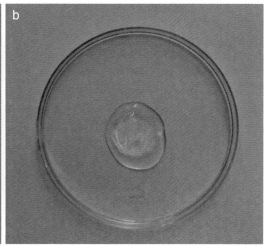

图 4.58 单相填充剂 1 ml+ 透明质酸酶 0.5 ml（375 U）混合前（a）与混合后 5 分钟（b）的对比

可以看出，0.5 ml（375 U）透明质酸酶不能完全溶解 1 ml 单相填充剂。由于透明质酸酶在体内的作用时间超过 5 分钟，实际上在体内的溶解会进一步进行。然而，在紧急情况下，375 U 的透明质酸酶不足以立即溶解 1 ml 单相填充剂。

c. 单相填充剂 1 ml + 透明质酸酶 1 ml（750 U）（图 4.59）。结果与上述双相填充剂的溶解有很大的不同。双相填充剂与透明质酸酶溶液混合均匀，而单相填充剂与透明质酸酶溶液相分离。在混合后 5 分钟时，没有显著效果；1 小时后观察，单相填充剂被进一步溶解了。在紧急情况下，必须使用足够量的透明质酸酶。

E. 聚己内酯填充剂的溶解。

　i. 聚己内酯填充剂是一种非可溶性的填充剂，常与生理盐水混合，用于刺激胶原蛋白增生。

　ii. 聚己内酯填充剂 1 ml + 透明质酸酶 1 ml（750 U）（图 4.60）。

24 小时后，聚己内酯填充剂对透明质酸酶几乎没有反应。

溶解实验得出以下结论。

（1）溶解酶的用量要足够。

（2）溶解酶应与足够的生理盐水混合。

（3）对于单相填充剂，需更积极地按摩。

（4）聚己内酯填充剂不能被透明质酸酶溶解。

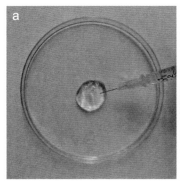
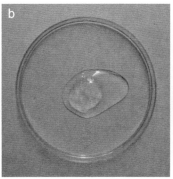
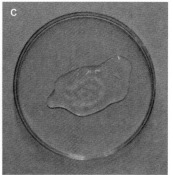

图 4.59 单相填充剂 1 ml+ 透明质酸酶 1 ml（750 U）混合前（a）、混合后 5 分钟（b）和混合后 1 小时（c）的对比

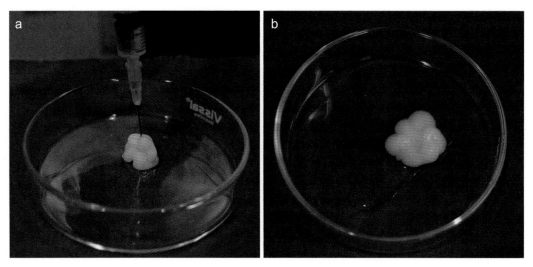

图 4.60　聚己内酯填充剂 1 ml+ 透明质酸酶 1 ml（750 U）混合前（a）与混合后 24 小时（b）的对比

参考文献

1. Kho I-S, Lee W. Filler complication Springer Nature; 2019.
2. Oh S, Kim B. Safe filler injection technique using live imaging tools. DAEHAN Medboolk.
3. Niamtu J. III DMD* Filler injection with microcannula instead of needles. Dermatologic surgery: December 2009, vol. 35, Issue 12, p. 2005–2008.
4. DeJoseph LM. MD cannulas for facial filler placement facial plastic surgery clinics May 2012, vol. 20, Issue 2, p. 215–220.
5. Jani A, van Loghem J et al. cannul; a versus sharp needle for placement of soft tissue fillers: an observational cadaver study. Aesthet Surg J. 2018; 38 (1):73–88.
6. Hexel D et al. Double-Blind, randomized, controlled clinical trial to compare safety and efficacy of a metallic cannula with that of a standard needle for soft tissue augmentation of the nasolabial folds dermatologic surgery vol. 38, Issue 2, p. 207–214.
7. Casabona G. Blood aspiration test for cosmetic fillers to prevent accidental intravascular injection in the face dermatologic surgery July 2015, vol. 41, Issue 7, p. 841–847.
8. Pavicic T et al. Precision in dermal filling: a comparison between needle and cannula when using soft tissue fillers. J Drugs Dermatol. 2017;16(9):827–866.
9. Phillipp-Dormston et al. Intracranial penetration during temporal soft tissue filler injection—is it possible? Dermatologic surgery Jan 2018, vol. 44, Issue 1, p. 84–91.

面部注射填充的方法 和相关解剖结构

5

5.1 上面部

5.1.1 额部和眉间

注射前的注意事项

亚洲人普遍认为，没有突出的棱角、饱满而圆润的额头是美丽的，不同文化的人喜欢的额部形状不一样。两侧的额结节与生俱来，这使得其与向前突出的眶上缘之间形成天然的凹陷。因此，额部填充的重点部位在两侧额结节和眶上缘之间的十字形区域（图 5.1）。

额肌

额肌位于额骨上并附着于眉部，对抗降眉间肌、皱眉肌、降眉肌和眼轮匝肌的力量。帽状腱膜（包括额肌）向后与枕肌相连，并在颞浅筋膜边缘形成颞上隔（superior temporal septum，STS）。

过去，Spiege 等报道额肌大约在眶缘上方3.5 cm 处开始分叉，因此额部中央上半部分被认为没有肌肉分布，此区域注射肉毒毒素没有治疗效果。然而这种研究结果是基于大体观察。Costin 等发现有些人的额肌分叉起点较高或根本没有分叉。上中额部组织学研究进一步确认了肌肉的存在，从而否定了原来的大体观察结果。这意味着额部上中部注射肉毒毒素还是有必要的。额肌一般位于皮下

3 ~ 5 mm，额肌的宽度因人而异。

皱眉肌

在所有将眉毛下拉的肌肉中，皱眉肌的位置最深。皱眉肌有时分为横头和斜头，然而这样的分类并没有太大的临床意义。皱眉肌的起点位于鼻根上9.8 mm、鼻骨中线外 2.9 mm，逐渐向外上浅出并止于皮肤。皱眉肌的走行方向和止点位置存在个体差异，如果让患者皱眉形成眉间纹，并找到皮肤的小凹陷，凹陷的外侧则为皱眉肌在皮肤的准确止点位置。皱眉肌向外侧的分布远超我们的想象。皱眉肌在内眦垂线和瞳孔中线之间的部分最厚，厚度可达 2 ~ 3 mm（图 5.2）。

降眉间肌

皱眉肌在眉间形成垂直皱纹，而降眉间肌则形成水平皱纹。降眉间肌起自鼻骨附近的鼻部SMAS，止于眉间的皮肤。降眉间肌上达眶上缘，下至内眦水平线或鼻根水平线。

额肌、皱眉肌和前面讨论的降眉间肌有特殊的临床重要性，因为它们是额部肉毒毒素注射的主要靶点。额肌是负责抬眉的唯一肌肉，过量注射肉毒毒素可导致眉下垂。目前首选的注射方式是低剂量注射，必要时可补充注射。皱眉肌和降眉间肌注射时，由于这两条肌肉较小，因此需要注射者熟悉这

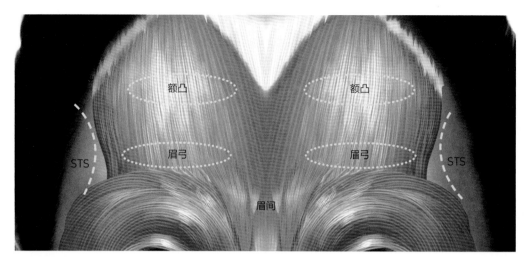

图5.1　额部和额肌（STS）

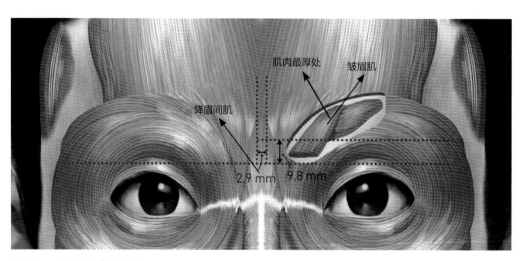

图5.2　皱眉肌和降眉间肌

两块肌肉的解剖位置。

滑车上动脉和眶上动脉

　　注射填充剂最严重的并发症是视力丧失，常见于眉间注射。国内外文献中关于此部位注射导致视力丧失的发生概率的数据是一致的。滑车上动脉经常受累，所以需要熟悉它的解剖位置，注射时需避开该动脉。但是关于滑车上动脉穿出额肌的位置以及滑车上动脉位于哪个结构的表面仍存在争议。Pessa将外侧眉间纹命名为"皱眉纹"，并认为滑车上动脉的走行路径与这条皱纹一致。他还认为滑车上动脉走行在额肌和皱眉肌的下方。

　　然而与此不同的是，Ugur等报道，在他的多

普勒成像和尸体研究中，滑车上动脉沿着内眦垂线周围走行，而内眦垂线位于皱眉纹的外侧（图5.3）。Reece等认为滑车上动脉从内侧眶缘穿出后走行在骨膜表面，然后分为浅支和深支。深支沿着骨膜表面继续向上走行，浅支在眶上缘上1.5 mm处穿出额肌，在皮下层向上走行。

　　眶上动脉位于滑车上动脉的稍外侧。这两条动脉之间常常存在交通支，使得两者之间有时难以区分。眶上动脉从眶上孔穿出，分成浅支和深支（图5.3）。

　　根据这些报道，笔者认为滑车上动脉的走行大多与皱眉纹相一致，深支确实存在，但浅支是较粗的主支。笔者认为浅支在眶上缘的上方穿出额肌。

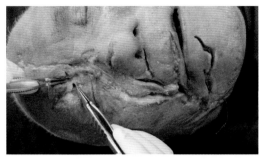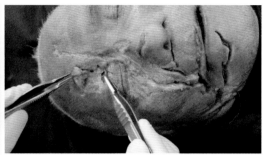

图 5.3 滑车上动脉（左）和眶上动脉（右）

不同的患者这些结构的位置不同，所以眉间注射需要非常谨慎。

额部脂肪室

额部脂肪室只存在于额肌表面，缺乏深部脂肪。额部中间为中央脂肪室，两侧为两个外侧脂肪室。额部脂肪室在颞部与外侧颞颊脂肪室相连。在骨膜上注射填充剂不会碰到这些脂肪室之间的纤维隔。但如果填充剂注射到皮下层，锐针或钝针就会遇到纤维隔的阻力。这可能导致注射填充剂后塑形困难，因为注射的填充剂可能无法扩散到其他脂肪室（图 5.4）。

注射技术

注射者需要同时考虑额部的突度和眶上缘的高度，标出额部的凹陷位置。在眉峰进针，用 5 cm 长的钝针可抵达额部的中央（图 5.5）。应用利多卡因对滑车上神经（内眦垂线）和眶上神经（瞳孔内侧垂线）进行阻滞麻醉。然后用 23 G 锐针做个针眼，再用 23 G 钝针穿过针眼，在骨膜表面进行注射（团块注射技术）。在内上眶缘注射时应压住相应的动脉。

通常，需要 3 个穿刺针眼，填充剂一般注射到帽状腱膜和骨膜之间。采用低黏性填充剂可减少注射后包块的形成，但并不是首选，因为这种填充剂

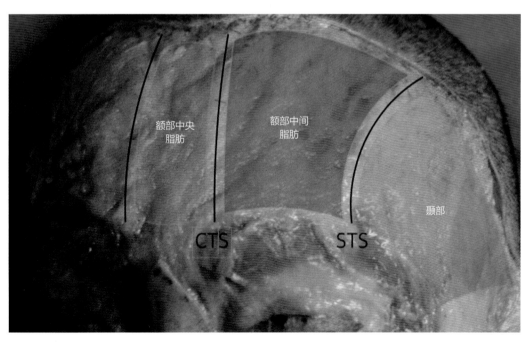

图 5.4 额部脂肪室（CTS—颞中央纤维隔）

在周围表情肌的作用下很容易发生移位。如果可能的话，用手指和湿纱布按摩，使所有注射的填充剂融合在一起，效果更理想（图 5.6）。

对以前曾施行过额部提升术或额部缩短术的患者注射填充剂时要小心，由于帽状腱膜和骨膜之间存在粘连，填充剂很难注射平整。

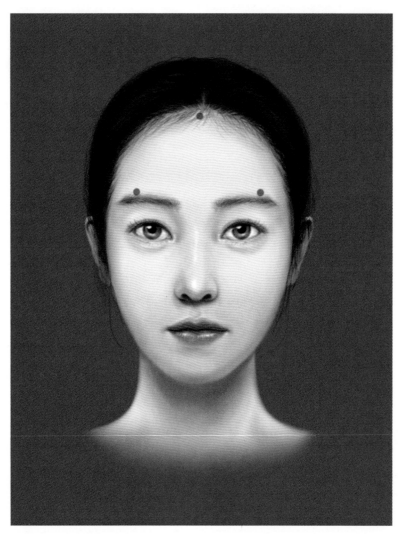

图 5.5　额部填充的进针点

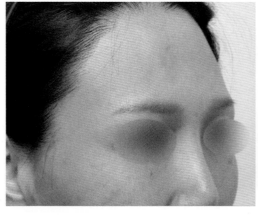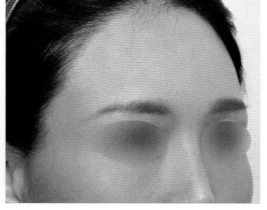

图 5.6　额部注射填充

5.1.2 颞部

注射前的注意事项

由年龄增长或节食过度导致的颞部凹陷是注射填充或自体脂肪移植的适应证。颞肌肥大可采用肉毒毒素注射进行矫正。近年来随着线雕的兴起,人们对颞部的美容越来越感兴趣。颞部出现皮肤坏死或视力丧失等严重并发症并不常见,但是出血或神经损伤的风险仍然存在。由于线雕术中倒刺线需要固定到颞部,因此准确地掌握颞部解剖是非常必要的。

专业术语

颞部是面部解剖结构最复杂的区域之一。在这一区域,血管、神经、肌肉和脂肪分布于多个层次中,学者们对不同结构的命名尚未达成一致,经常混淆。颞部是指颞上线下方凹陷的部位,而颞肌正好起自该部位。Mendelson 将颞部分为 5 个层次,见表 5.1,同一种结构有多种名称。颞浅筋膜(superficial temporal fascia,STF)在颞部内上方称作帽状腱膜,越过颞上隔(又称粘连区域或固定区域)后称为颞顶筋膜。第 4 层是疏松的网状结构,在颞部又称帽状下筋膜。颞下纤维隔(inferier temporal septum,ITS;又称眼轮匝肌颞部韧带)将其分为两部分,头侧端为颞部上脂肪室(upper temporal compartment,UTC),尾侧端为颞部下脂肪室(lewer temporal compartment,LTC)。第 5

层为骨膜层,越过 STS 后,分为下方的颞深筋膜(deep temporal fascia,DTF)和真正附着在骨骼上的骨膜。DTF 也称为颞肌筋膜或颞部腱膜等。在本节中,为了避免混淆将使用数字和英文缩写 1-skin、2-SubQ、3-STF、4-UTC 和 LTC、5-DTF 来描述各层次。

颞部的解剖

如图 5.7 中的右图所示,外侧颞颊脂肪室位于颞部皮肤(第 1 层)下的皮下组织(第 2 层)中,并延伸到中面部。这个区域的脂肪很少,在某些情况下可能很难与其他结构区分开来。颞浅筋膜(3-STF)位于外侧颞颊脂肪室的下方,尾侧端与 SMAS 相连。3-STF 是注射填充时锐针或钝针遇到的第一层阻力。STF 形成颞部上脂肪室(4-UTC)和颞部下脂肪室(4-LTC)的顶。颞深筋膜(5-DTF)从头皮处的骨膜延续而来,形成 4-UTC 和 4-LTC 的底。5-DTF 又分为浅层和深层,包绕着中间的颞浅脂肪垫。5-DTF 的浅层和深层在颧弓附近又融合在一起。过去,人们认为是 DTF 的浅层附着在颧弓的外侧,深层附着在颧弓的内侧。Ramirez 报道 DTF 的浅层和深层在颧弓上 1 cm 处融合在一起。另外,Hwang 报道发现 DTF 浅层和深层融合部分有 56% 附着在颧弓上缘,有 44% 附着在颧弓的外上缘。他们还描述了 DTF 附着在颧弓处的厚度在 2 mm 以内。

表 5.1 颞部各结构的名称

层次	在颞部的名称	同义词		细分
①皮肤	皮肤			—
②皮下组织	外侧颞颊脂肪			—
③肌肉腱膜层	STF	颞顶筋膜(temporoparietal fascia,TPF)		—
④疏松蜂窝组织(loose areolar tissue,LAT)	帽状下筋膜	UTC、固有筋膜	LTC = 腮腺颞筋膜(parotid temporal fascia,PTF)= 纤维脂肪延伸部分	—
⑤骨膜	DTF	颞肌筋膜(temporalis fascia,TF)		浅层
				深层

颞浅脂肪垫

颞浅脂肪垫又常称为颞脂肪垫，而颞深脂肪垫作为颊部脂肪垫的延伸部分，位于颞浅脂肪垫的下方。因此，颞脂肪垫这个名词可能会引起混淆（图5.7）。很多因素会引起颞部凹陷，颞肌老化变薄可能是一个原因，颊部脂肪垫下垂变薄导致的颞深脂肪垫容量流失可能是另一个原因。颞浅脂肪垫变薄也会造成颞部凹陷。Matic 等报道，颞浅脂肪垫覆盖颧弓头侧端 4 cm×5 cm 的区域。据报道，颞部凹陷会随着体重降低而进一步加重。手术创伤（如切口）后也可观察到颞浅脂肪垫的体积缩小。行冠状切口时，对 DTF 进行筋膜上剥离相对于浅层剥离来说，可减轻颞部的凹陷。

UTC 和 LTC

UTC 和 LTC 在解剖学教科书中很少被详细讨论。这两个脂肪室可以被看作是颞部两层组织之间的间隙，也可以被看作单独的筋膜层。UTC 在图5.7 中呈紫色，颞浅筋膜（第 3 层）作为它的顶，颞深筋膜（第 5 层）作为它的底。颞上隔和颞下隔分别为其上、下边界，前边界为坚硬的颞部韧带粘连结构。UTC 缺乏主要的血管和神经，常被视为安全区域，用来固定倒刺线。

LTC 具有与 UTC 不同的特点。第一个区别是 UTC 有坚硬的前边界，而 LTC 前方有 2 个开口，形成 1 个上间隔和 1 个颞部通道，与颧前间隙相连。第二个区别是不像 UTC 内缺少脂肪，LTC 有更多的脂肪组织。第三个区别是 LTC 的上边界为颞下隔，呈片状；LTC 没有下边界，只有颧弓韧带略微阻挡。一些血管和神经穿过此脂肪室，在手术中一定要小心，避免损伤这些重要的结构（图5.7）。另外，颞下隔也是一个重要结构，因为它是面神经颞支在颞部走行的位置（图5.8）。

颞浅动脉

颞浅动脉向前走行，分成额支和后顶支（图5.8）。在大多数情况下，颞浅动脉分叉的位置在眶上缘的水平线附近，分叉部位在眶上缘以上者占64%，在眶上缘以下者占36%。颞浅动脉的额支呈60.8° 向前内侧走行到额肌边缘。此时颞浅动脉仍在第 3 层内，但在眉毛上缘与外眦垂线交界的外上象限逐渐浅出到皮下（图5.8）。在此区域的内侧可

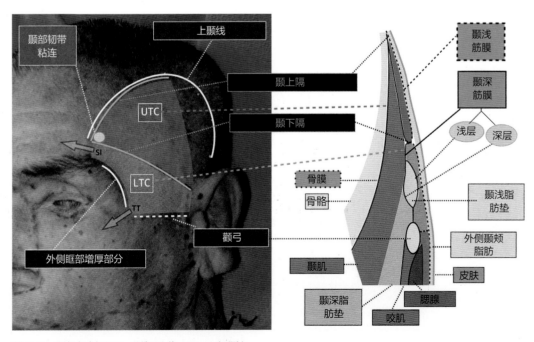

图 5.7　颞部解剖（TT—颞部通道，SI—上间隔）

见到颞浅动脉的细小分支。

面神经

为了确定面神经颞支的位置，首先需要了解该神经的二维皮肤体表标志和所处深度。在皮肤表面确定面神经颞支走行路径的方法主要有2种。第一种方法是利用上述颞浅动脉的额支，第二种方法是使用Pitanguy线。许多学者认为面神经的颞支走行在颞浅动脉额支的下方。

然而，在颞浅动脉分叉位置较低的情况下，面神经颞支的远侧神经束会上升到颞浅动脉的上方。在应用第二种方法时，面神经的颞支沿着连接耳屏下方0.5 cm和眉毛外侧上方1.5 cm的连线走行（图5.8）。

其次，还需要评估面神经额支的深度。在面神经的5个分支中，颞支或额支有独特的走行路径。其他4个分支穿过腮腺后走行在面深筋膜的下方，然后止于表情肌。而颞支穿过深筋膜（颞深筋膜）并向上逐渐浅出。Agarwal等发现，面神经的颞支在颧弓上缘上1.5~3.0 cm水平线和外侧眶缘后0.9~1.4 cm垂线相交处穿过第4层颞部下脂肪室，

浅出至颞部表浅筋膜的下方（图5.8中星号标记处）。

注射技术

填充注射的目标层次包括A~D，如图5.7中右图所示。在层次A中，填充剂被注射到颞肌下骨膜上方，即使注射的量比较大，外表往往也看不出变化。注射时针尖接触到骨骼，不易损伤血管和神经。在层次B中，填充剂被注射到DTF的浅层和深层之间。DTF的深层坚硬，当钝针或锐针前行到这个层次时，可以感觉到阻力，以此来确定注射深度。当针头刺穿DTF浅层后，注射者需要有较丰富的经验才能感觉到颞深筋膜的深层。当直径约5 mm的颞中静脉在颧弓上2 cm处经过DTF的浅层和深层之间时，存在出血的风险。层次C为LTC水平，在尸头上针头很容易达到这个层次。面神经颞支和颞浅动脉经过此区域，需要特别小心。D层是皮下层，没有主要的神经或血管，是注射的安全层次。但注射时仍然需要谨慎，因为注射不均匀可能导致外观凹凸不平。由于该层皮下脂肪少，医生可能会将C层误认为D层进行注射。

应用23 G针头做个针眼，用钝针进行注射。

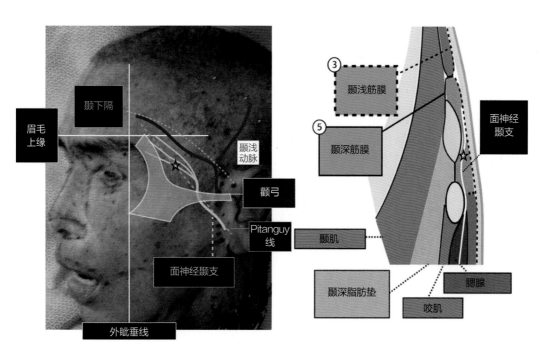

图5.8　面神经颞支的位置

插入 23 G 的钝针直达颞深筋膜。

在 STF 和 DTF 之间注入填充剂（图 5.9），移动针头时要轻柔，防止损伤哨兵静脉。哨兵静脉位于颞部的前方。

在发际处，使用 5 cm 长的 23 G 钝针在浅筋膜和深筋膜之间注入填充剂（图 5.10），采用团块注射技术，注射后按摩，使填充剂融合在一起。

5.2   中面部

5.2.1   眶上凹陷（上睑凹陷）和眉毛扁平

注射前的注意事项

眶上凹陷或上睑凹陷是由先天性或后天性的上睑组织萎缩造成的。这种凹陷可能使人显得衰老、疲倦或困倦。造成眼睑凹陷的原因包括遗传因素、衰老导致的眼睑脂肪减少以及眼睑成形术中眼眶脂肪去除过多。

黄种（亚洲）人上睑提肌的肌力弱，附着于睑板，负责睁眼。此外，许多黄种（亚洲）人的上睑提肌并不止于皮下组织。因此，睁眼时上眼皮不能向上折叠形成双眼皮，使上睑的皮肤看起来相对厚重和下垂。

此外，与白种人相比，黄种（亚洲）人在上睑和眉毛部位有更多的皮下脂肪。由于皮下脂肪松垂，眼睑看上去臃肿。与肿胀的眶缘相反，随着年龄的增长，眼眶内脂肪萎缩，形成凹陷。眼睑上抬的力量减弱，皮肤开始下垂。这些因素都是上睑凹陷形成的原因。

上睑凹陷的人看起来疲惫或困倦，在眼睑和眉毛之间可能形成较宽的睑板上沟。此外，即使是双眼皮的人，眼睑也可能不能完全向上折叠，只形成部分双眼皮。在这种情况下，填充眶下缘的凹陷可以改善整体外观。让上睑沟变浅可使双眼皮看起来更清晰，眼睛看起来更有神（图 5.11）。

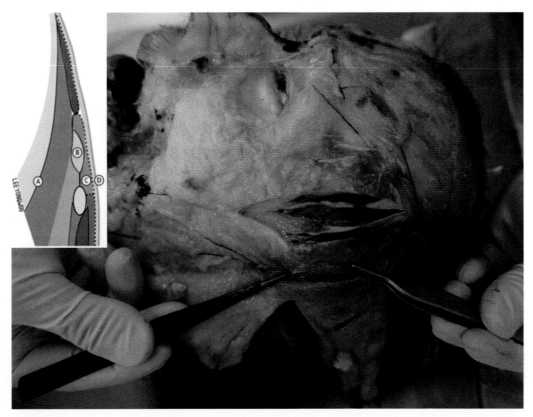

图 5.9   STF 与 DTF 之间的填充剂

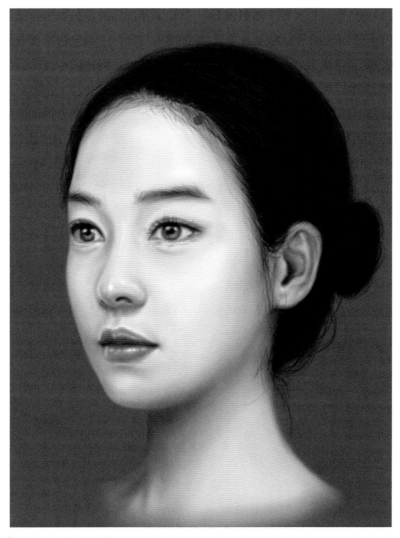

图 5.10 颞部填充的进针点

注射方法

治疗时患者取坐位，睁眼，采用退针线性技术缓慢注射柔软的透明质酸（柔软的透明质酸容易塑形）。若注射到眼轮匝肌内，则出血的风险较高。注射到眶内脂肪里也可能导致出血，这种出血比皮下出血更难处理。另外，眶隔的深部间隙可形成血肿。眶隔在睁眼和闭眼时起到滑动的作用，在注射过程中可能会受到损伤。

理想的注入层次是 ROOF 层和与 ROOF 层相连的深层。ROOF 层位于眼轮匝肌下，沿着眶缘分布。然而，在上睑凹陷时，上睑的深层脂肪会变得非常薄，因此填充剂应注射在眶隔前间隙中（图 5.12）。

注射过程应该非常小心。眼动脉的分支（如滑车上动脉和眶上动脉，图 5.13）位于眶缘的内侧，供应额部和眉间区域的血供。这些眼动脉的终末支与包括视网膜中央动脉在内的眶内动脉相吻合。因此，为了防止填充剂注入动脉内或发生其他血管危象，应采用钝针注射。

钝针注射的进针点位于外眦垂线与眶缘的交点。当钝针穿过肌层后，可以感觉到疏松的组织空间。更确切地说，在钝针接触到眶缘骨面后稍微撤回，则针头正好位于眼轮匝肌的深面（图 5.14）。

如前所述，眼轮匝肌的深面几乎没有脂肪，因此，注射应该在眶隔前间隙中进行。应使用软的透明质酸，尽可能注射均匀（图 5.15）。

注射后，需要确认闭眼时看不到肿块或突起形

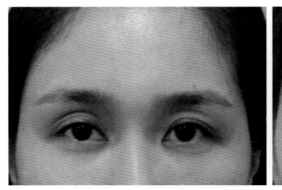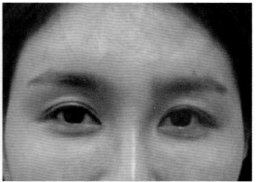

图 5.11　眶上凹陷治疗前（左）和治疗后（右）

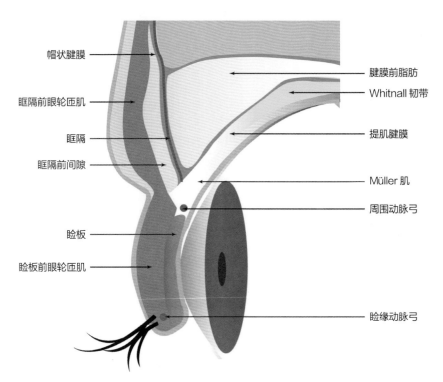

帽状腱膜

眶隔前眼轮匝肌

眶隔

眶隔前间隙

睑板

睑板前眼轮匝肌

腱膜前脂肪

Whitnall 韧带

提肌腱膜

Müller 肌

周围动脉弓

睑缘动脉弓

图 5.12　眶上区域的解剖层次

成。注射太表浅会造成皮肤表面不平整。注射过多可能会导致眼部肿胀或填充剂下移。因此，治疗时保守一些总是比较安全的，边注射边观察。

如果注射后仍有部分凹陷或填充剂周围出现明显的边界，可以在皮下少量补充注射（图 5.16），使皮肤表面平整光滑。眼睑的皮肤很薄、很细腻，在皮下注射时要小心，防止产生串珠状外观。

对于上睑下垂或眼球突出的患者，很难取得良好的治疗效果。事实上，注射填充可能会加重这些症状，因此伴有上睑下垂或眼球突出的上睑凹陷患

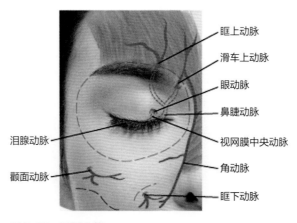

眶上动脉

滑车上动脉

眼动脉

鼻睫动脉

视网膜中央动脉

角动脉

眶下动脉

泪腺动脉

颧面动脉

图 5.13　眶周血管

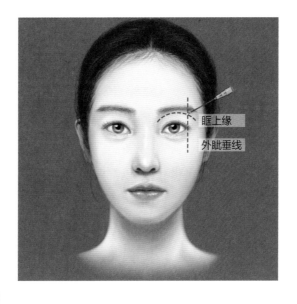

进针点
- 眶上缘外眦垂线附近

注射技术
- 患者取坐位
- 自然睁眼
- 退针线性技术少量注射
- 缓慢注射

图 5.14　眶上凹陷注射技术（钝针）

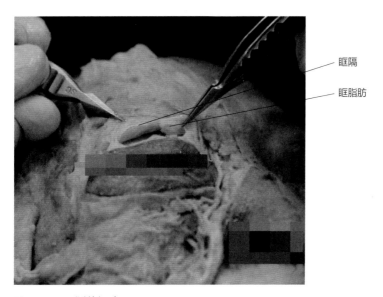

图 5.15　眶隔前间隙

注射平面
- 眼轮匝肌下的眶隔前间隙
- 在眶隔表面沿着眶上缘注射
- 皮下层用非常软的填充剂注射，使表面平整，并去除不必要的眼睑皱纹

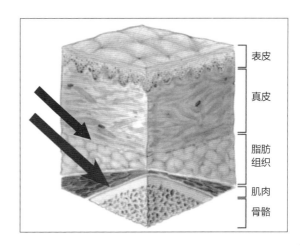

图 5.16　眶上凹陷的注射平面

者不能进行此项治疗。对于曾接受手术或曾有外伤的患者，由于有瘢痕组织存在，所以注射填充和塑形都更加困难。

眉毛扁平的注射技术

由于衰老导致的眉部容量缺失伴随眉毛下垂在亚洲人中并不严重，因此这不是一个主要问题。西方人认为眼睛和眉毛的位置和大小会影响他们给人的整体印象。

一般来说，如果眉头位于鼻翼外侧缘的垂线上，则眉毛的位置被认为是理想的。眉尾应位于鼻翼的外侧缘至外眦的延长线上。眉头和眉尾应该在同一水平线上，而眉峰应位于眉毛外侧 1/3、角膜外侧缘的垂线上（图 5.17）。

随着文眉的流行，人们开始喜欢直眉，而不是原来的弯眉。然而，理想的眉毛形状因面部形状而异。一般来说，位置较高的短眉适合圆脸，而弯眉和平眉适合方脸（图 5.18）。

随着年龄的增长，眉毛部位眼轮匝肌深层的脂肪 ROOF 层开始萎缩。眉毛和眼睑复合体的形状随着眉区容量的减少而发生变化，使眉毛出现下垂。通过在眉区注射填充剂可恢复 ROOF 层的原始体积。此外，填充剂也可对眉毛起到支撑作用，

使眉尾提升（图 5.19）。

在瞳孔中线的内侧，皮肤组织与皮下肌肉紧密相连，因此这个区域不会有明显的下垂或体积减小。可对瞳孔中线外侧的区域进行填充，增加容量。在眉尾做针眼后，将钝针插入眼轮匝肌下，注入中等硬度的透明质酸来增加容量。随后，应用软的透明质酸进行真皮层及皮下层注射，使皮肤表面平整（图 5.20）。

5.2.2　卧蚕

专业术语

卧蚕指的是下睑的香蕉状突起。当睑板前眼轮匝肌增厚时，就会出现卧蚕；微笑时，伴随着肌肉的收缩，卧蚕会表现得更明显（图 5.21，5.22）。

卧蚕的美学标准

当卧蚕符合下述标准时才会看起来漂亮。
- 双侧对称。
- 不下垂。
- 不应分成几个部分，而应是一个连续的整体。
- 形态应该连续、自然。
- 应尽可能接近下睑缘。

下述患者进行卧蚕注射后会有很好的效果。①不做表情时没有卧蚕，大笑时卧蚕清晰可见，这些患者可取得很好的填充效果。②当医生用手将患者的下睑向上推时，可看到自然形态的卧蚕，这些患者也可取得良好的填充效果。
- 下睑皮肤有弹性，松弛程度不严重。

卧蚕注射是最难的操作之一，原因如下。
- 经常发生淤青。
- 表面常显得臃肿。
- 如果注射得太厚，面部看起来不自然。
- 可能出现中断，导致形态不连续。

这些问题大多可以通过使用钝针来解决。

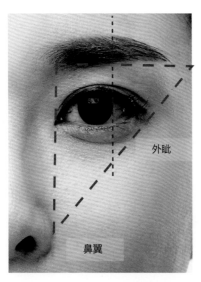

图 5.17　理想的眉毛位置和形状

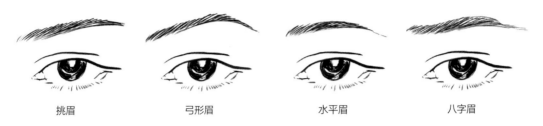

挑眉　　　　　　　弓形眉　　　　　　水平眉　　　　　　八字眉

图 5.18　常见的眉毛分类

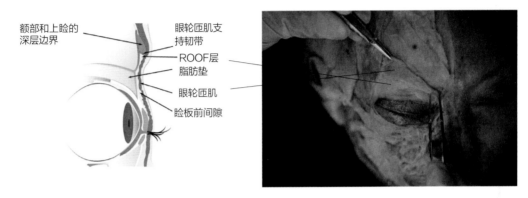

图 5.19　眉毛区域的 ROOF 层

注射平面
- 眉毛填充时注射到眼轮匝肌下脂肪
（ROOF）
- 皮下层用非常软的填充剂注射，使表面
平整，并去除不必要的眼睑皱纹

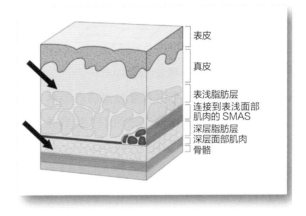

图 5.20　眉毛填充的注射平面

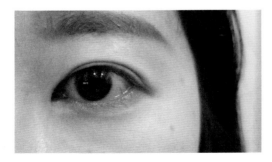

图 5.21　无表情时的卧蚕形态

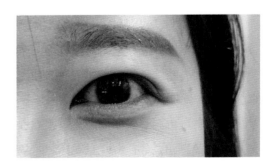

图 5.22　微笑时的卧蚕形态

而钝针操作相对困难，所以一般来说，临床医生更倾向于使用锐针。

下睑的解剖（图 5.23~5.29）

下睑动脉是卧蚕注射时需要考虑的最重要的解剖结构。下睑动脉从同侧滑车上动脉发出，沿着眼轮匝肌深部走行。

操作时应该直接注射到眼轮匝肌内，或注射到更表浅的层次。另外，注射时越靠近睑缘越安全。

如上所述，下睑动脉是滑车上动脉的一个分支，而滑车上动脉是颈内动脉的一个分支。因此，如果在注射卧蚕时，填充剂注射到下睑动脉内，就有可能导致失明。

注射技巧

（1）麻醉。

a. 卧蚕注射时痛感较强。

b. 将表面麻醉药膏涂在下睑上，用保鲜膜盖住 10 ~ 20 分钟。

c. 可施行眶下神经阻滞麻醉。

（2）注射剂量 。

a. 单侧注射 0.2 ~ 0.4 ml。

b. 观察不做表情和微笑时下睑形态的变化，计算哪个部位需要注射更多的填充剂。

（3）注射。

a. 锐针注射。

锐针注射的优点是操作方便。如果需要分 3 部分注射，锐针可覆盖整个区域。尽可能少量注射，注射时要小心谨慎。即使需要分段注射，也要保证每段注射都在同一个层次（图 5.29）。

注射位置应尽可能地接近下睑缘。注射层次最好在眼轮匝肌内或眼轮匝肌浅层。这是由于下睑动脉走行在下睑缘下方的眼轮匝肌深面（图 5.30、5.31）。

注意不要注射得太浅，否则会产生丁达尔现象，使注射物呈现蓝色。丁达尔现象可存在于整个卧蚕区，也可能只存在于卧蚕的前面或中间部分。这种情况下，建议溶解填充剂后再重新注射。这个部位很难通过塑形来进行调整。

b. 钝针注射。

在准备形成卧蚕位置的外侧做一个进针点（图 5.32）。建议进针点靠近下睑睫毛。卧蚕越靠近下睑缘越漂亮。如果注射的位置较低，患者的满意度就会降低。

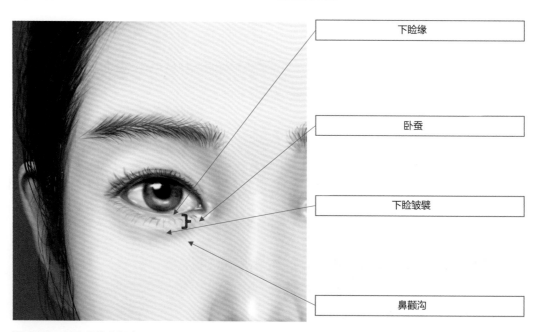

图 5.23   下睑的体表标志

下睑缘

卧蚕

下睑皱襞

鼻颧沟

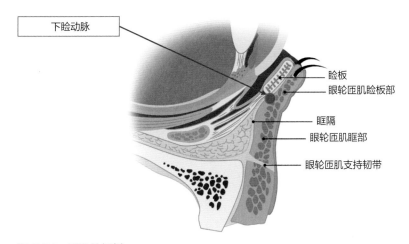

下睑动脉

睑板
眼轮匝肌睑板部
眶隔
眼轮匝肌眶部
眼轮匝肌支持韧带

图 5.24 下睑的解剖

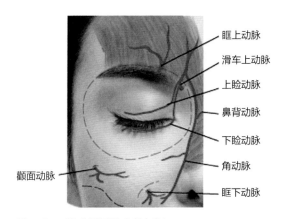

眶上动脉
滑车上动脉
上睑动脉
鼻背动脉
下睑动脉
角动脉
眶下动脉

颧面动脉

图 5.25 眼睑周围的血管解剖

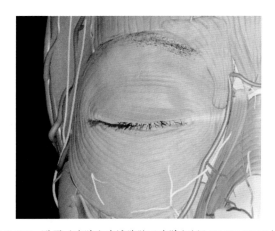

图 5.27 卧蚕（皮肤和表浅脂肪已去除）（经 MANIAMIND 许可使用）

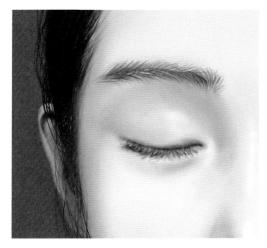

图 5.26 卧蚕（从皮肤表面观察）

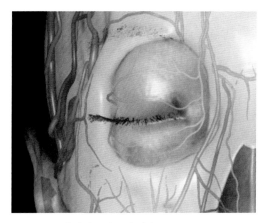

图 5.28 卧蚕（肌肉已去除）

钝针应尽可能地靠近下睑缘，进入浅表脂肪层或眼轮匝肌内（图 5.33）。在保持注射压力均匀的情况下退针注射，边注射边仔细感触（图 5.34）。如果一名医生可以在闭眼状态下用退针注射的方式

注射出外形均匀的卧蚕，那么他一定是一名经验丰富的医生。

图 5.34a 是用钝针进行点状注射。图 5.34b 显示缓慢退针注射，同时保持恒定的注射压力。图

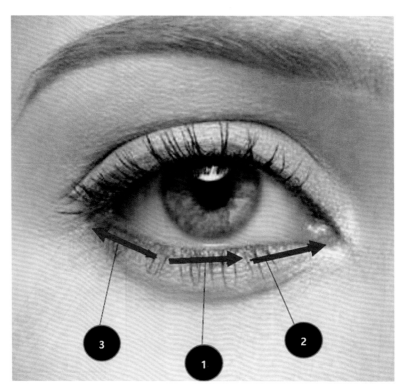

图 5.29 锐针注射示意图（经 DAEHAN 医学图书许可使用）

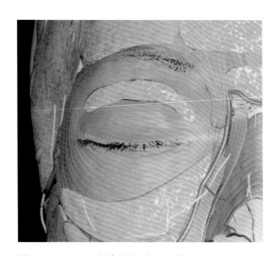

图 5.30 下睑动脉的深度（眼轮匝肌深面）（经 MANIAMIND 许可使用）

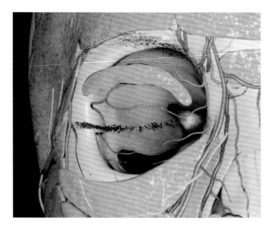

图 5.31 下睑动脉的深度（眼轮匝肌深面）（经 MANIAMIND 许可使用）

5.34c 显示快速退针注射。需要充分练习才可以取得完美的效果。

5.2.3 眶下沟和眶下凹陷

随着年龄的增长，皮肤变松弛，眼睛下方会出现皱纹或沟槽，让人看起来一脸疲态。如果符合注射填充的适应证的话，可以用填充剂矫正而无须手术即可达到满意的效果。眶下缘周围的皮肤凹陷通常被称为眶下沟。眼下不同的解剖部位有不同的名称。在本书中，眼下各种形式的皮肤凹陷统称为眶下凹陷，我们将对此进行详细讨论。

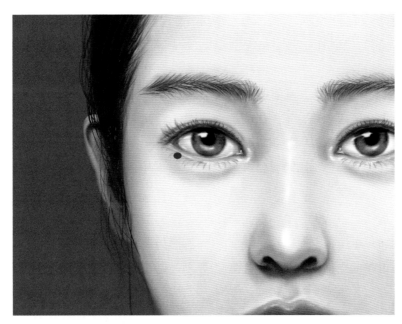

图 5.32　卧蚕钝针注射的进针点

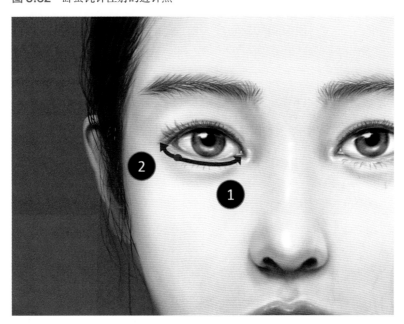

图 5.33　卧蚕钝针注射的注射方向

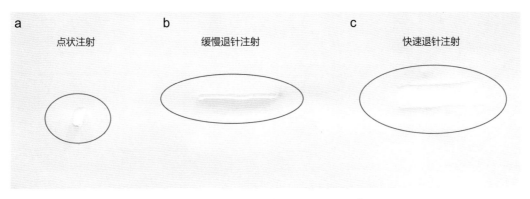

图 5.34　退针注射训练。a. 点状注射；b. 缓慢退针注射；c. 快速退针注射

5.2.3.1　医学名词的定义和分类

从眼底到前颊之间的区域在年轻时呈椭圆形（"苹果肌"），没有凹陷。但随着年龄的增长，该区域会出现凹陷或凹槽（图 5.35）。眶下凹陷的相关医学名词最近得到部分统一。最常用的名词解释如下。

随着年龄的增长，首先会出现泪沟，然后出现睑颧沟和颊中沟。

泪沟指的是眶下内侧出现的沟，从内眦向下到达瞳孔中线，有轻微的弧度，长约 3 cm。随着年龄的增长，眶下区域的外侧会出现睑颧沟。睑颧沟会与内侧的泪沟连在一起，形成半圆形曲线。

颊中沟起自泪沟和睑颧沟之间的中点，向外下延伸。有时与泪沟连在一起，形成长的曲线；大部分情况下形成连在一起的两条线，像海鸥的翅膀。有时它也会看起来像一条从脸颊中间开始的折痕，被称为"印第安纹"。

以上 3 条沟将前颊分成 3 个分区（图 5.36）。

3 条沟：泪沟、睑颧沟（眶颧沟）、颊中沟。

3 个分区：睑颊区、颧突区、鼻唇区。

5.2.3.2　泪沟和鼻颧沟

不同笔者对泪沟的定义不同。Nicholas T. 等人将内眦到瞳孔中线部分的沟定义为泪沟，瞳孔中线到外眦部分的沟定义为睑颧沟。当泪沟变得更加凹陷时将其定义为泪沟畸形。

泪沟在睑部眼轮匝肌和眶部眼轮匝肌之间，位于眶下缘以下 2 ~ 3 mm。在过去，韧带结构被认为只存在于眼睑外侧（睑颧沟），而不存在于内侧部分（泪沟）。泪沟的结构被认为不完全是韧带。然而最近的解剖学研究表明，泪沟中有韧带存在。因此，该韧带被称为泪沟韧带（图 5.37）。

泪沟的形成有很多原因。

（1）泪沟韧带的存在和松弛。

（2）眼下的皮肤薄。

（3）泪沟韧带上方、下方皮下脂肪量的差异（下半部分脂肪较多，皮肤较厚）。

（4）眶下脂肪膨出。

（5）上颌骨吸收。

泪沟的严重程度因人而异。鼻颧沟的所在位置与泪沟相似，两者很容易混淆，但它在解剖学上与

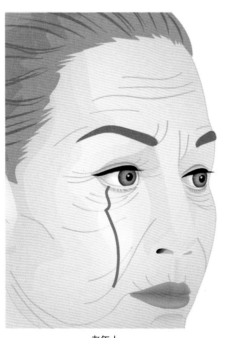

老年人

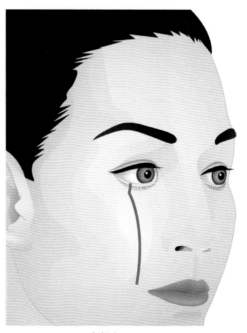

年轻人

图 5.35　眶下区域的衰老变化（经 DAEHAN 医学图书许可使用）

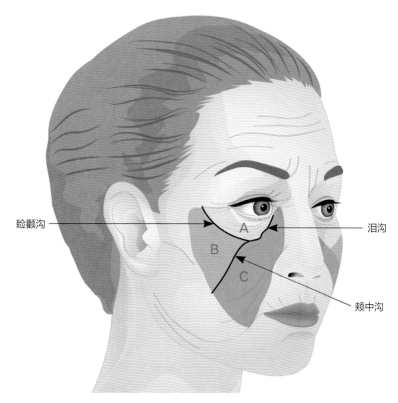

图 5.36 面部衰老时出现的 3 条沟和 3 个分区（A，睑颊区；B，颧突区；C，鼻唇区。经 DAEHAN 医学图书许可使用）

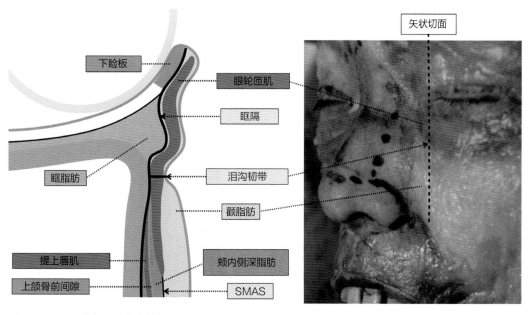

图 5.37 眶下内侧区域的矢状切面图

泪沟不同。泪沟位于眼轮匝肌的眼睑和眶部之间，而鼻颧沟位于眼轮匝肌的眶部和提上唇鼻翼肌的起点之间。换句话说，泪沟位于眼轮匝肌眶部的内侧纤维束上方，而鼻颧沟位于其下方。鼻颧沟也没有泪沟那么明显。

5.2.3.3 睑颧沟和眶支持韧带

睑颧沟从泪沟的止点、瞳孔中线处向外上延

伸，平行于眶下缘。通常，首先出现鼻颧沟，然后再形成睑颧沟。

　　眶支持韧带围绕眶下缘分布，像隔膜一样。各个区域的眶支持韧带的厚度和长度有所不同，不是围绕眼睛呈 360° 均匀分布（图 5.38）。眶下区域的眶支持韧带的内侧部分和外侧部分明显不同。因此，内侧部分被称为泪沟韧带，外侧部分被称为眶支持韧带。

内侧部分（泪沟韧带）

- 泪沟韧带存在于睑部和眶部的眼轮匝肌之间。这是一条紧致的韧带，比较短，牢固地与骨骼相连。在过去，它被称为韧带粘连（不是真正的韧带），直到最近它才被称为韧带。
- 泪沟韧带开始于内眦韧带水平，止于瞳孔中线。
- 泪沟韧带两侧的松弛和不对称情况存在个体差异。

外侧部分（眶支持韧带，眶颧韧带）

- 眶颧韧带是一条疏松的韧带，相对较长，与骨骼粘连得不牢固。眼轮匝肌和骨骼之间存在一定的间隙，因此在此部位注射填充比在内侧部分相对容易。
- 外侧部分的皮肤比内侧部分的皮肤更松弛，因此为注射填充留出了更大的空间。
- 外侧部分的韧带在注射填充时更容易松解。
- 由于眶颧韧带比较松弛，因此外侧部分更容易下垂。

5.2.3.4　颊中沟和颧－皮韧带

　　颊中沟从泪沟与睑颧沟结合处向外下延伸。颊中沟看起来与泪沟相连，但颧－皮韧带（Z-C 韧带）似乎与泪沟并不相连。颧－皮韧带附着在上颌骨并延伸到颧骨。这就形成了颊中沟，一条长且呈带状的纤维区域。在颊前区，颊中沟沿着颧－皮韧带走行（图 5.38）。

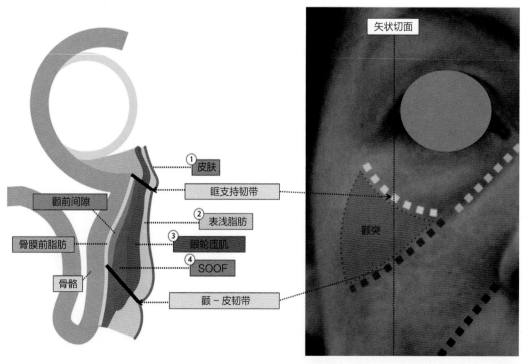

图 5.38　眶下外侧区域的矢状图。绿色虚线，泪沟韧带；黄色虚线，睑颧沟；红色虚线，颊中沟（"印第安纹"）。SOOF，眼轮匝肌下脂肪。由浅至深的层次：①皮肤；②表浅脂肪（颧脂肪）；③眼轮匝肌；④SOOF（眼轮匝肌下脂肪）

颊中沟和睑颧沟之间突出的部分称为颧突。泪沟和颊中沟都位于颧脂肪垫的上缘。

以颧-皮韧带为基础，颧部深、浅脂肪各分为上、下两部分。随着年龄的增长，颧-皮韧带下的颊内侧深脂肪（DMCF）逐渐萎缩、凹陷，而表浅脂肪（鼻唇脂肪、颊内侧脂肪）则下垂。相比之下，颧-皮韧带上方的颧部深、浅脂肪由于韧带的支持，与颧-皮韧带下区域形成明确的上、下边界。

5.2.3.5 眶内脂肪、眼轮匝肌下脂肪和颧脂肪

眶内脂肪

眶下和眶上区域都存在眶内脂肪。眶下和眶上脂肪都被眶隔包绕并向外突出。眶下脂肪疝出是泪沟和睑颧沟形成的原因之一（图5.37）。

眼轮匝肌下脂肪（SOOF）

眼下方的眼轮匝肌下深层脂肪称为眼轮匝肌下脂肪（SOOF），而眼上方的眼轮匝肌下深层脂肪称为眼轮匝肌后脂肪。随着年龄的增长，SOOF和颊内侧深脂肪的体积会减小，从而导致前颊区容量减少，出现眶下凹陷。

SOOF是一个易于注射填充以矫正眶下凹陷的间隙（图5.38）。虽然角静脉会穿过SOOF间隙，然后沿着眼轮匝肌内侧边界走行，但在颧前深部间隙注射还是比较安全的。

SOOF分为内侧部分和外侧部分。泪沟的最内侧部分肌肉较紧密，没有SOOF。所以在眼轮匝肌最内侧下方将填充剂正确注射到脂肪层非常难，可在内侧部分少量注射，外侧部分足量注射，以增加容量。如果内侧的泪沟矫正仍不满意，可在皮下进行剥离后，用低黏性的透明质酸再进行填充。

颧脂肪

眼下方的眼轮匝肌深面的脂肪以泪沟和睑颧沟为界，分为上、下两部分。上方（头侧端）的脂肪为眶下脂肪，下方（尾侧端）的脂肪为SOOF。

泪沟下方（尾侧端）的眼轮匝肌表面脂肪是颧脂肪，因此无论泪沟还是睑颧沟都是颧脂肪的上界（图5.38）。颧脂肪的内侧为颊内侧表浅脂肪和鼻唇脂肪。颧脂肪又以颧-皮韧带为界分为上、下两部分。颊中沟与睑颧沟之间突出的颧脂肪又称为颧突。

5.2.4 黑眼圈（泪沟和睑颧沟）

造成黑眼圈的主要原因有3种：颜色变化、轮廓改变和皮肤松弛。治疗方案完全取决于形成的原因。黑眼圈有各种各样的治疗方法，如激光治疗、脂肪移植、注射填充、结膜入路脂肪去除、提升手术、高强度聚焦超声（HIFU刀）和射频治疗。其中注射填充可以解决眼下方由于轮廓改变形成的黑眼圈。随着老化，眶下脂肪膨出，脂肪量逐渐减少，骨骼吸收，逐渐形成黑眼圈。如果仔细观察黑眼圈，不仅能看到颜色变化，也会发现轮廓改变或皮肤松弛。

在本章中，我们将讨论上述解剖结构改变导致的泪沟和睑颧沟的填充治疗问题。

5.2.4.1 治疗前设计

眼下方的泪沟或睑颧沟只是表面可见的凹陷，由于形成的原因是眼轮匝肌下结构的改变，所以治疗时需要考虑深层结构的矫正。

在治疗前的设计过程中以及治疗后检查患者时，需要注意一些问题。

在治疗前的设计过程中，建议让患者对着镜子确认治疗部位。要准确地检查患者想要矫正的部位：泪沟、睑颧沟、颊中沟。这是因为患者在治疗前通常只说想矫正眶下凹陷，但治疗后有时会说最想治疗的部位没有得到矫正。矫正泪沟后，应让患者直视前方，对治疗效果进行检查。一般来说，向上看时泪沟看起来比向下看时更严重。因此，治疗泪沟时建议让患者直视前方。

患者治疗后照镜子时，往往会向上看，这时泪沟会变得明显，患者会认为泪沟没有得到治疗。换句话说，如果患者向上看，似乎显得矫正不足。如果患者向下看，就会显得矫枉过正。因此，最好让患者在平视条件下检查治疗部位，并告诉患者在不同的角度和光线下，治疗效果看起来会略有不同。

5.2.4.2　麻醉

眶下神经阻滞会使治疗更容易进行。也可使用表面麻醉药膏、冷敷和含有利多卡因的填充剂。但是注射深度不同时患者的痛感也不同。深部注射时，建议先行眶下神经阻滞。表浅注射时，只需表面麻醉即可完成。

5.2.4.3　填充剂的选择

深层注射时，如颧前间隙注射，应避免使用低黏弹性的填充剂。如果皮肤较薄、脂肪（SOOF或颧脂肪）较少，整个组织的厚度就较薄，建议使用中等黏弹性的填充剂。在这种情况下，使用高黏弹性的填充剂可能会导致皮肤表面突出，形状看起来不自然。相反，如果皮肤较厚、脂肪量较多，使用中等黏弹性的填充剂的效果就一般，建议使用高黏弹性的填充剂。

当进行表浅填充时，建议使用黏弹性较低、保水能力较弱的填充剂，治疗后塑形时伸展性较好，形状稳定性较好。因为具有高保水能力的填充剂治疗后容易造成水肿，因此对于皮肤薄的患者应该慎重选用，不要过度矫正。在表浅注射时，为了防止出现水肿且使凹陷能够充分得到矫正，建议第一次治疗后，隔一段时间进行第二次治疗，最终完成整个治疗过程。

5.2.4.4　注射技巧

泪沟

矫正泪沟时，注射深度可选择：①深层；②浅层；③深层＋浅层。

笔者倾向于以深层＋浅层注射的方式行一期矫正，以浅层注射的方式行二期矫正。

根据泪沟的类型，可以从以上3种方法中选择治疗方法。如果前颊凹陷或容量不足，则需要深层注射。

通常情况下，当泪沟韧带牢固地附着于骨骼导致皮肤深陷时，单纯的深层注射效果并不能让患者满意，还需要浅层注射。同时，注射时先进行韧带松解也很重要。

偶尔，两侧的泪沟会出现不对称，所以治疗前必须进行检查。这是由泪沟韧带在眶下缘附着的位置不同或者泪沟韧带的长度不同造成的。建议对两侧的泪沟进行检查，治疗时要考虑每侧注射的量和注射的深度。

如果一侧或两侧的眼轮匝肌内侧缘形成一条状突起，当患者大笑或皱眉时，条状突起会变得明显。患者在治疗前可能不知道这种情况，但治疗后几天就会发现这种情况，从而抱怨两侧不对称。因此，治疗前有必要让患者皱眉，观察眼轮匝肌内侧束，并让患者知道现存的情况。对于眼轮匝肌内侧条状突起的治疗，单纯浅层注射的效果不好，需要结合肉毒毒素注射。

进针点需要在泪沟的延长线上，距离泪沟1～2 mm（图5.39）。通过进针点以45°～60°插入钝针。接触骨面后，沿着SOOF层的颧前间隙（图5.40）前行，正好进入泪沟下方。采用退针线性注射方法，缓慢注入中等黏弹性或高黏弹性的填充剂。钝针的直径大约为23 G。由于泪沟内侧的注射空间很小，因此注射量要小，但从中点开始注射量可逐渐增加（图5.41）。

由于泪沟内侧通过肌肉下注射并不能完全矫正，因此需要调整钝针到眼轮匝肌的表面，再次采用退针线性注射方法进行缓慢注射（图5.42）。用25 G/27 G钝针注入最小黏弹性的填充剂。注射前需要对注射部位的皮下进行剥离，剥离范围要略微超过注射范围。这样可确保填充剂吸水后不会造成

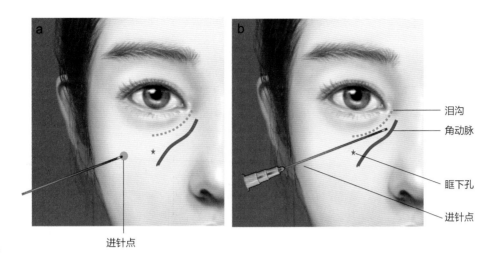

图 5.39 泪沟矫正的进针点位置和注射间隙。a.钝针的进针点；b.钝针位于泪沟的下方，将填充剂注射到深层

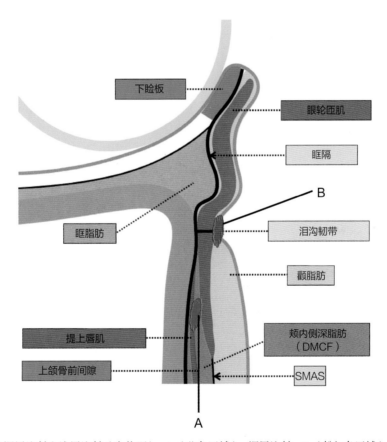

图 5.40 泪沟填充时的深层注射和浅层注射（失状面）。A.（蓝色区域），深层注射；B.（粉红色区域），浅层注射

皮肤表面突起，而是向邻近部位扩散，从而使外形显得自然。如果泪沟的内侧足够长或相对较疏松，皮肤凹陷不严重，仅靠深层注射就足以矫正。

鼻颧沟也可以采用泪沟浅层注射的方法进行矫正。

睑颧沟

泪沟或颊中沟矫正后，由于体积效应，睑颧沟也可得到一定程度的矫正。这是因为在泪沟矫正过程中，深层注射在一定程度上补充了容量。但是，如果容量仍显不够，还需要进一步深层注射的话，

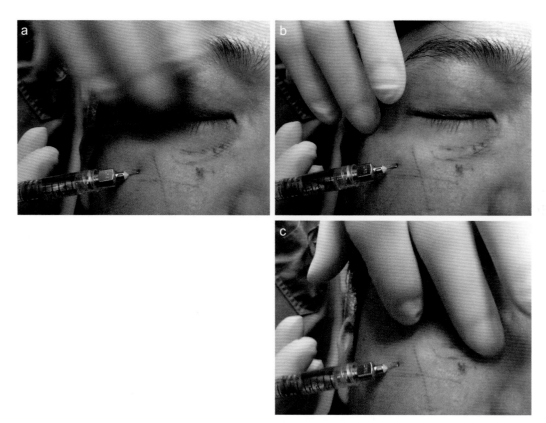

图 5.41　泪沟深层注射。a. 将钝针插入泪沟下方；b. 检查钝针是否位于深层，而不是浅层；c. 注射时用未持针的手压住注射部位

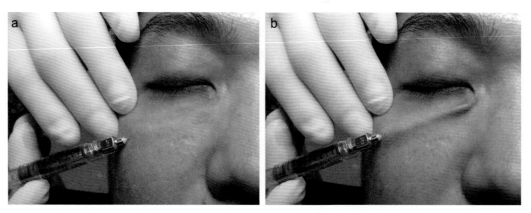

图 5.42　泪沟深层注射和浅层注射的深度对比。a. 深层注射时针头位于眼轮匝肌下，针头移动时皮肤不会受到影响；b. 浅层注射时，当针头挑起时，皮肤也被挑起，移动时可看到钝针

可继续在肌肉下进行注射。

在治疗这个部位时应注意不要损伤血管。由于眶下区域外侧的表浅静脉比内侧表浅静脉（尤其是下睑静脉）要丰富，因此在进针前宜肉眼仔细观察，避开这些静脉。

5.2.4.5　并发症及预防措施

- 如果仅靠填充剂不能消除黑眼圈，建议向患者充分说明需要联合其他治疗方法。严重的眶下脂肪膨出可能需要手术治疗。手术治疗可能比注射填充更有效，特别是对于年龄为 50 ~ 60 岁或以上的患者。对于眼下有色素沉着的患者，需要结合激光治疗。

· 注射过程中避开血管。

超过 30% 的韩国人的面动脉有一个眶下分支，称为面动脉迂曲分支。角静脉比较粗，尤其在仰卧位血管扩张时。这两条血管（面动脉眶下支和角静脉）穿过 SOOF 和颊内侧深脂肪（DMCF），然后向上穿过眼轮匝肌的内侧缘（图 5.43）。

用锐针注射更有可能损伤血管，因此，强烈推荐使用钝针。即使是钝针也要小心操作以避免损伤血管。

· 结节。

眼轮匝肌表面注射在以下情况下会出现问题：①注射不均匀；②注射量过大；③注射高黏弹性的填充剂；④注射高保水性填充剂。

· 注射量过大。

无论是深层注射还是浅层注射，注入太多的填充剂不仅会看起来不自然，而且会影响卧蚕的形态。泪沟内侧组织致密，在没有充分松解的情况下向深层大量注射会使黑眼圈显得更加突出。因此，建议使用三明治注射技术，在泪沟深层少量注射后，再进行浅层注射。

5.2.5 颊中沟

5.2.5.1 形成原因和局部解剖
颊中沟的形成是由多种因素造成的。

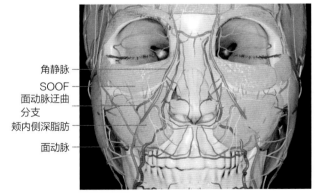

图 5.43 面动脉迂曲分支和角静脉的走行路径（深脂肪层）（经 MANIAMIND 许可使用）

第一，颧-皮韧带（Z-C 韧带）周围脂肪体积的变化是主要原因。如前所述，随着年龄的增长，颧-皮韧带下方的颊内侧深脂肪比颧-皮韧带上方的深层脂肪容量减少，从而在颧-皮韧带处形成明显的边界。

第二，上颌骨的吸收导致前颊的体积缩小。

第三，颧突由于颧-皮韧带（Z-C 韧带）下垂而变得突出。

治疗方法因形成原因的不同而不同。首先检查解剖原因，然后进行适当的治疗。其中填充剂注射有 2 种治疗方式，麻醉、注射方法、填充剂的选择取决于注射深度。

5.2.5.2 治疗方法（图 5.44）

浅层注射

在注射填充剂前，先用钝针剥离颧-皮韧带（Z-C 韧带）网状层的纤维组织。在这一步，充分剥离是关键。一只手移动钝针，另一只手按住皮肤不动。使用 23 G 钝针重复此过程约 10 次，待钝针移动阻力变小后注射填充剂。剥离组织时的损伤越大，越有可能导致淤青和肿胀。所以剥离时动作要轻柔，尽量减少损伤。如果剥离过程中有出血，应用力压迫止血。确认不再出血后，注射具有中等黏弹性的填充剂。如果前颊有足够的容量，则仅做浅层注射即可。

深层注射

如果前颊的容量不足，单靠浅层注射无法解决问题。在这种情况下，单独深层注射具有良好的治疗效果，患者的满意度会很高。深层注射有 2 种方法——使用锐针或使用钝针。

使用锐针注射时，选用中等黏弹性至高黏弹性的填充剂。在骨膜上平面用锐针注射，移到中间层再进行注射。针头的注射位置很重要，要确保在颧-皮韧带下注射。随着老化，SOOF 和位于颧-

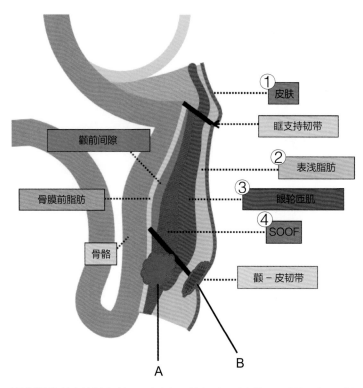

图 5.44　颊中沟填充时的深层注射和浅层注射。A（蓝色区域），深层注射；B（粉红色区域），浅层注射。由浅至深的层次：①皮肤；②表浅脂肪（颊脂肪）；③眼轮匝肌；④SOOF（眼轮匝肌下脂肪）

皮韧带下方的颊内侧深脂肪的容量会减小。通过注射填充剂补充体积可提升下垂的颧－皮韧带，并矫正颊中沟。

对于深层注射，建议先用钝针对泪沟进行容量填充，然后再矫正颧－皮韧带。治疗颊中沟时，单独深层注射就可获得极好的治疗效果。但如果患者需要进一步的矫正，则需要额外进行浅层注射。

颊脂肪去除

当颊中沟是由颊脂肪突出引起时，或患者拒绝填充剂治疗时，应该采取其他的方法。正如本章第一部分所述的那样，颧－皮韧带下方的颊内侧深脂肪比颧－皮韧带上方的深层脂肪体积减小得更多。减少颧－皮韧带上方的脂肪可缩小颧－皮韧带上、下脂肪容量的差异，从而矫正颊中沟。溶脂针和海普刀可用于减少颧－皮韧带上方的脂肪体积。然而，由于这两种方法矫正得不如注射填充那样准确，因此只有对拒绝注射填充的患者才有必要使用，医生也必须提前说明这些方法不是较理想的矫正手段。

5.2.6　前内侧面部、颊部和颊外侧凹陷

治疗前的注意事项

由于面部骨骼结构的不同，颊部凹陷存在种族差异。通常，黄种（韩国）人将颊部凹陷定义为外侧面颊凹陷（颧弓以下区域凹陷）或颊部凹陷（口周凹陷）。而白种人则认为颊部凹陷为横跨颊部内上侧的上颌骨（颊中部）或颧部凹陷或容量缺失。

当通过垫高颧突来塑造"苹果肌"时，"苹果肌"的理想位置和形状在白种人和黄种（亚洲）人之间有所不同。白种人喜欢颊部的顶点位于颧骨的侧面或上方，而黄种（亚洲）人的中面部更宽，颧骨更突出，所以黄种（亚洲）人更喜欢颊部的顶点更靠内侧。

在注射填充治疗前，应该定位颧骨的中心点。

对于黄种（亚洲）人，可以通过鼻翼沟的下端至耳轮脚画一横线，再从外眦至口角画一竖线，颊部的顶点位于两条线的交点，或略偏内侧。和西方人不同，亚洲人在颧前区域适量注射就足以形成光滑的颧突。微笑时随着颊部脂肪垫的抬高，颧突变得明显（图 5.45）。颊部的组织层次可分为皮肤、颧浅脂肪垫、眼轮匝肌、颧深脂肪垫（包括 SOOF）、面部表情肌（如颧大肌等提上唇肌的起点）以及骨膜。对颊部中央区域进行注射填充来塑造"苹果肌"时需要将填充剂注射到颧前间隙。颧前间隙位于骨膜表面，含有骨膜表面脂肪。

对更靠近"苹果肌"内侧的颧前区域进行注射填充时，理想的注射平面位于 SMAS 下方和面部表情肌（如颧大肌）的上方。为了确保填充剂能适应面部的运动，如做表情或微笑，从而达到自然的效果，应避免团块注射，填充剂需要均匀地平铺于脂肪层。

颧部区域或颊部需要深层注射，因此治疗前后需要保持局部无菌，并告知患者治疗后至少 6 小时内不要化妆。

注射技术

为了治疗韩国人的颊前内侧凹陷，需要根据"苹果肌"的形状来确定颧骨的中心点（参考前文）。设计好以后，应用钝针或锐针，从治疗区域的下外侧进针。使用锐针时，注意不要损伤颧面动脉和神经以及从眶下孔穿出的眶下动脉（图 5.46）和神经。另外，当治疗颧前区域的内侧部分时，注意不要损伤沿着鼻颧沟走行的面静脉（图 5.47），在眶下沟进行治疗时，这一点很重要。也不要损伤面动脉的眶下分支（图 5.48）。

使用钝针注射时，进针点的位置与治疗颊中沟时相同，进针点位于经过外侧眶缘的垂线与经过鼻翼沟中点的水平线的交点处，这样可减少血管损伤的风险（图 5.49）。

注射层次取决于骨骼的结构。如果颧部存在明显的骨吸收，需要在骨膜表面应用硬的透明质酸进行容量填充，注射平面应位于颧前间隙。然而，很多韩国人的颧骨并不存在严重的萎缩，因此，需要针对颧深脂肪垫（包括 SOOF）进行治疗。颧深脂肪垫分布于提上唇肌的表面。应用退针注射、扇形

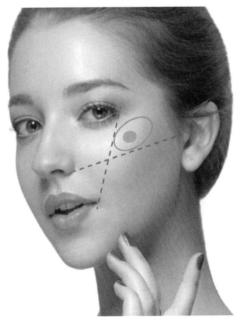

西方人

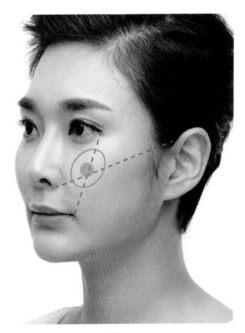

亚洲人

图 5.45 西方人和亚洲人眼中理想的"苹果肌"的位置差异

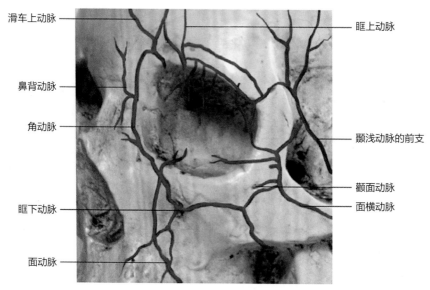

图 5.46　眶下动脉和颧面动脉

滑车上动脉
鼻背动脉
角动脉
眶下动脉
面动脉

眶上动脉
颞浅动脉的前支
颧面动脉
面横动脉

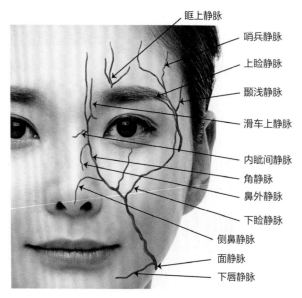

图 5.47　面静脉的走行

眶上静脉
哨兵静脉
上睑静脉
颞浅静脉
滑车上静脉
内眦间静脉
角静脉
鼻外静脉
下睑静脉
侧鼻静脉
面静脉
下唇静脉

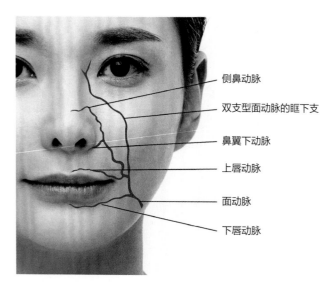

图 5.48　双支型面动脉的眶下支

侧鼻动脉
双支型面动脉的眶下支
鼻翼下动脉
上唇动脉
面动脉
下唇动脉

注射、交叉注射和分层注射的方法进行治疗。用非注射手固定住颧脂肪垫，集中于颧突的顶点进行注射。如果需要，再从颧突的中央向周围放射状注射。

如果治疗后仍有轻微的凹陷，填充区域与非填充区域之间有明显的界线，可应用软的填充剂在皮下层进行表浅注射，使表面变得平滑（图 5.50）。

颊部区域通常称为前脸颊，包含如下层次：皮肤、皮下脂肪层、面部浅层表情肌和 SMAS、颊部脂肪垫、深层表情肌和口腔黏膜。理想的注射层次

为皮下脂肪层或位于颊部脂肪垫和 SMAS 之间的颊前间隙（图 5.51）。直接注射到颊部脂肪垫可能需要大量的填充剂。由于这个部位的组织不是很致密，注射后可在口腔内摸到团块，或填充剂向下移位，因此需要小心注射。

对于轻度至中度颊部凹陷，可将填充剂注射到皮下层或皮下深层的脂肪内。首先标记出颊部凹陷的区域，在此区域的下方进针。为了增强治疗效果，可采用退针扇形 / 交叉注射方法，从下向上进

"苹果肌"的顶点位置为以下 2 条线的交点
- 外眦至口角的连线
- 耳轮脚至鼻翼基底的连线

治疗颊中部凹陷的进针点
- 填充部位的外下方
- 颊中部的外侧，外侧眶缘垂线与鼻翼沟中点水平线
  的交点

治疗颊中部凹陷的注射技术
- 退针扇形或交叉注射
- 垂直团状和分层注射

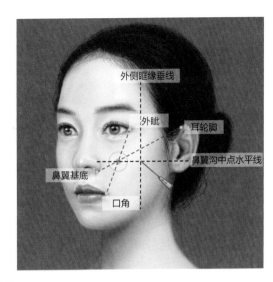

图 5.49　治疗颊中部凹陷和"苹果肌"填充的注射技术

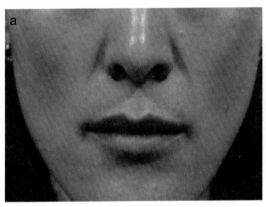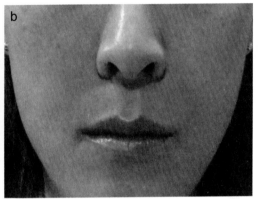

图 5.50　前内侧颊部凹陷治疗前（a）和治疗后（b）

注射平面
- 颊中部凹陷和颊中沟：面部深层肌肉表面的颊深脂肪垫
- "苹果肌"填充：颧前间隙
- 颊部和外侧颊部凹陷：SMAS 下层或表浅脂肪层
- 真皮下注射使皮肤表面平整

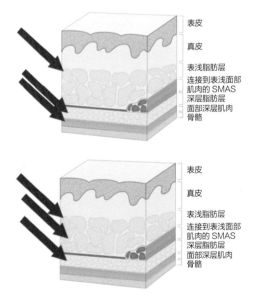

图 5.51　治疗颊部凹陷的注射平面

行注射。使用锐针或钝针均可。然后应用软的填充剂在真皮内或皮下进行注射，使皮肤表面光滑（图5.52，5.53）。

如果颊部凹陷严重，需要更大量的容量填充，则填充剂必须注射到 SMAS 的深处。治疗时需要穿过 SMAS，将填充剂注射到更深的层次。可使用钝针，以避免损伤血管和神经。可用锐针在耳屏垂线前 4 cm、颧弓下 2 cm 做进针点。然后，用钝针通过此进针点，穿过结实的 SMAS 层，到达深部颊部脂肪垫的表面。这时，可感觉到颊部脂肪垫包膜表面的疏松间隙，即颊前间隙。在颊前间隙注射适量的填充剂后，再对浅层的皮下层进行注射，完成整个治疗过程（图5.54，5.55）。

如果颧弓下方（即颊部外侧或后方）出现凹陷，颧骨会显得更加突出，面部轮廓显得不流畅，因此需要治疗。如果凹陷不太严重的话，则首先画出需要注射的区域。应用锐针或钝针将填充剂注射到皮下脂肪层，从下向上注射。注射后如果皮肤表面不平整，则用软的填充剂进行皮内或皮下注射（图5.52）。

严重的凹陷通常会涉及颧 – 皮韧带（一条起自颧弓下缘，止于皮肤的真正韧带）、咬肌皮肤韧带（分布于腮腺咬肌区的假性支持韧带）和颈阔肌 – 耳韧带。发育良好的韧带会让颧弓下的组织紧密地与皮肤粘连在一起。因此，即使将填充剂注射到凹陷区域，也很难完全将此部位填充起来。用力注射

进针点
– 颧下区域和颊部的下方，表浅脂肪层注射
注射技术
– 退针水平扇形注射

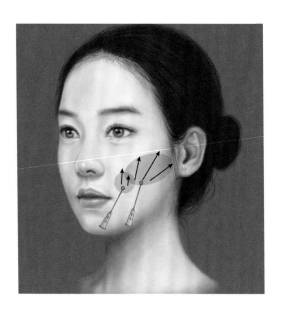

图 5.52　治疗颊部和外侧颊部凹陷的浅层注射技术

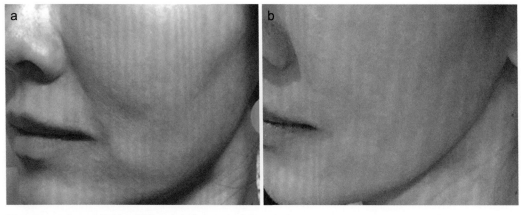

图 5.53　颊部凹陷浅层注射填充治疗前（a）和治疗后（b）

进针点
- 耳屏垂线前 4 cm，颧弓下 2 cm，SMAS
  下注射

注射技术
- 退针水平扇形注射

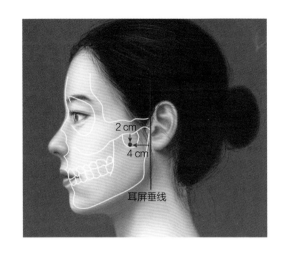

图 5.54　治疗颊部凹陷的深层注射技术

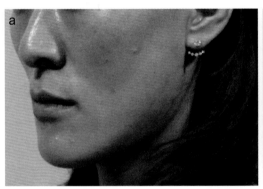
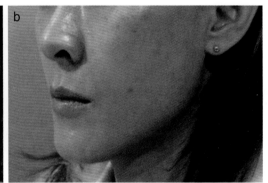

图 5.55　颊部严重凹陷治疗前（a）和治疗后（b）

的话只会造成填充剂向周围扩散，引起周围组织肿胀或不平整。在这种情况下，可以用钝针在韧带下剥离，这样可减弱韧带的牵拉力量，为填充剂的注射提供空间（图 5.56），凹陷区域可被填充平整（图5.57）。

钝针注射的理想进针点为外侧眶缘垂线与口角和耳屏连线的交点。用钝针将韧带的粘连松解后，采用退针扇形注射和分层注射方法，将适量填充剂注射到腮腺咬肌间隙。像其他部位一样，如果治疗后局部不平整或出现明显的边界，可用软的填充剂在皮下层进行注射（图 5.58）。

5.2.7　鼻部

注射隆鼻是一个简单的过程，可以产生明显的效果。在学习注射填充时，首先学习的就是注射隆

鼻。鼻部也是最受欢迎的注射填充部位。注射隆鼻和隆鼻手术的适应证如下。

注射隆鼻的适应证
- 不想通过手术隆鼻的患者。
- 患者想获得自然和轻微的变化。
- 患者隆鼻后没有休息的时间。

隆鼻手术的适应证
- 难以用填充剂矫正的鼻畸形：宽鼻、严重的鹰钩鼻、宽鼻翼。
- 患者想要一个非常高而细长的鼻子。
- 患者对注射隆鼻抱有很高的期望。

在注射填充治疗中，鼻部也是一个严重并发症的好发区域，如过度填充导致的皮肤坏死以及注射到血管内引起失明等。因此，医生必须要了解鼻部

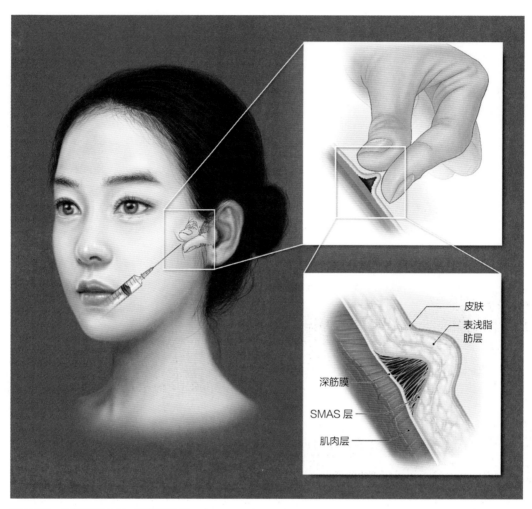

皮肤
表浅脂肪层
深筋膜
SMAS 层
肌肉层

图 5.56 外侧颊部 SMAS 下间隙注射

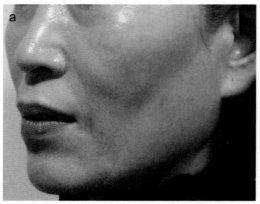

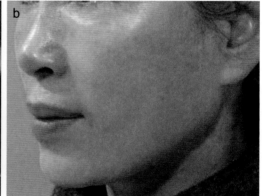

图 5.57 外侧颊部凹陷治疗前（a）和治疗后（b）

的解剖结构，治疗过程中要小心。

5.2.7.1 治疗前设计和局部解剖

鼻位于面部正中央，所以鼻对整个面部的协调

性来说很重要。不同种族的人对漂亮的鼻有不同的审美偏好，但是理想的鼻应符合如下条件（图5.59）。

• 鼻的长度是面部长度的 1/3（相当于前额的高度）。

进针点
- 口角至耳屏连线和外侧眶缘垂线的交点，SMAS
  下层注射

注射技术
- 退针水平扇形注射

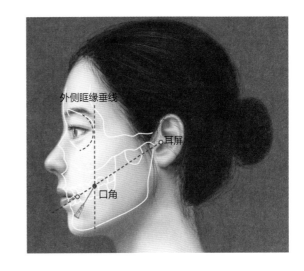

图 5.58　外侧颊部凹陷的深层注射技术

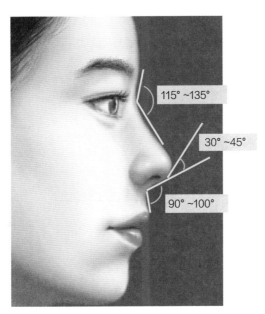

图 5.59　理想的鼻的标准

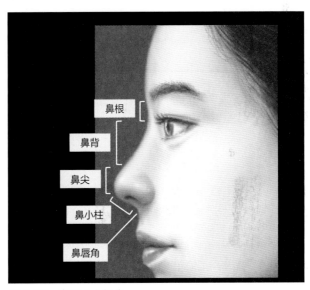

图 5.60　鼻的 5 个部分

- 鼻的宽度是面部宽度的 1/5。

- 鼻额角为 115° ~ 135°。

- 男性的鼻唇角为 90° ~ 95°，女性的鼻唇角为
  95° ~ 100°。

- 鼻面角为 30° ~ 45°。

  鼻分为以下 5 部分（图 5.60）。

- 鼻根。

- 鼻背。

- 鼻尖。

- 鼻小柱。

- 鼻唇角。

在注射隆鼻过程中鼻的各个部分都可以被矫
正。在进行注射之前，需要患者手拿镜子，医生用
手指指出需要治疗的部位。对医生来说，根据患者
的要求"请把我的鼻子弄得漂亮一些"来随意做判
断或确定矫正的位置是不可取的。例如，想矫正鼻
小柱和鼻唇角的患者往往会说"请把鼻尖做得更漂
亮"。如果医生错误地将鼻尖抬高，患者可能会抱
怨想要矫正的部位没有得到治疗。

鼻部动脉

鼻部的层次从浅到深依次为皮肤、浅层脂肪、纤维肌层（连接 SMAS）、深层脂肪、骨膜（软骨膜）。鼻的动脉位于纤维肌层或纤维肌层和深层脂肪之间（图 5.61，5.62）。

从鼻动脉的分布来看，发自面动脉的侧鼻动脉负责鼻尖的血液循环。鼻背的血供由发自眼动脉的鼻背动脉负责。发自上唇动脉的鼻小柱动脉负责鼻

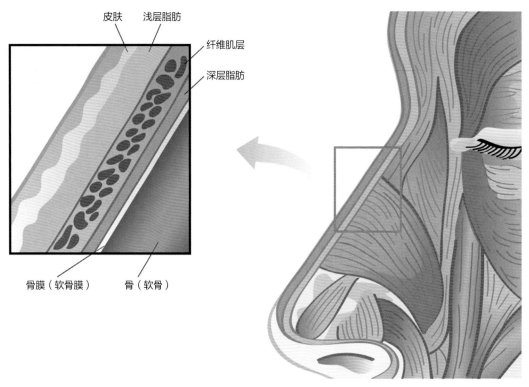

图 5.61　鼻部的横截面（经 DAEHAN 医学图书许可使用）

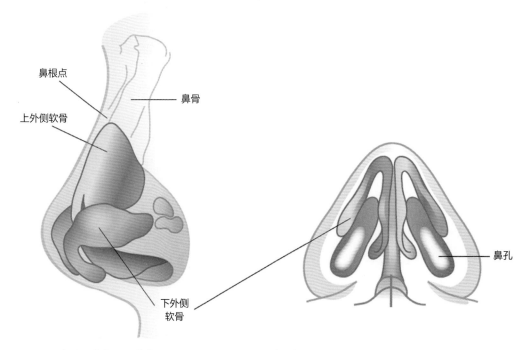

图 5.62　鼻骨和鼻软骨的结构（经 DAEHAN 医学图书许可使用）

小柱的血液供应（图 5.63）。

大部分鼻动脉的分支起源于鼻的侧面，但这并不意味着这些动脉不分布到中线。这些动脉也可以分布到鼻部的中央或者跨过中线与对侧的动脉相吻合。有时鼻部动脉只存在于一侧，另一侧缺如。在这种情况下，如果一侧的动脉被填充剂堵塞，另一侧的血供也会受到影响，皮肤坏死的发生率就会很高。

当注射填充剂时，不能认为所注射的区域不存在血管。在深层注射时，建议用非注射手尽可能地提起皮肤软组织。

内眦静脉

内眦静脉位于降眉间肌表面的皮下层，它像一座桥连接两侧的角静脉。内眦静脉主要位于内眦之间，但也常见于内眦连线的头侧端和尾侧端。如果填充剂不慎注射到这条血管内，栓子会顺着以下 2 条途径移动。

- 滑车上静脉→眼上静脉→海绵窦→颈内静脉。
- 角静脉→面静脉→颈外静脉。

这 2 条途径都会导致肺栓塞。为了防止出现这种情况，在注射过程中，可用另一只手捏住皮肤并提起血管，在深层进行注射。

5.2.7.2 填充剂的选择

一般来说，医生更喜欢用透明质酸进行填充，因为一旦发生副作用很容易将填充剂溶解。适合注射隆鼻的填充剂一般保水能力低，同时填充能力仍保持良好。患者一般不愿意将鼻背或鼻根注射得太高或太宽。在过去，一般推荐使用大颗粒、高黏弹性的双相填充剂，而不是单相填充剂。目前，具有高黏弹性、低保水能力的单相透明质酸应用得比较广泛。

5.2.7.3 注射技巧

鼻背和鼻根的抬高

有 2 种治疗方法：使用钝针或锐针。

钝针注射时先在鼻尖和鼻小柱之间做个进针点。插入钝针，接触到深层的鼻软骨后，沿着双侧下外侧软骨、双侧上外侧软骨、鼻骨之间的间隙到达鼻根。注射范围的上界为双侧重睑水平线，采用退针线性注射方法，缓慢地将填充剂注射到此水平

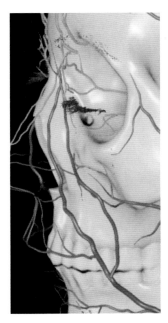
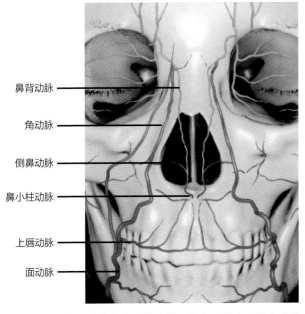

鼻背动脉
角动脉
侧鼻动脉
鼻小柱动脉
上唇动脉
面动脉

图 5.63　鼻的动脉血供。粉色的动脉来自颈内动脉，红色的动脉来自颈外动脉。鼻背动脉来自颈内动脉（经 MANIAMIND 许可使用）

线的下方（图 5.64）。

21~23 G 5 cm 长的钝针适合注射隆鼻。如果太长，很可能在接触到骨膜时发生弯曲，进而穿透到皮下层，导致血管意外。

为了防止出现这种情况，注射时可用非注射手捏住、提起厚厚的鼻背组织，将钝针顺着骨膜表面向前走行。

可通过另一只手触摸针尖位置，以判断钝针是否在正确的层次，或者用注射手挑起针头进行观察。如果发现钝针进入到较浅的层次，退回并重新进入正确的深部层次。

在矫正鹰钩鼻时，由于驼峰的存在，钝针不能一次性地从鼻尖到达鼻根。一开始钝针走行在软骨膜的表面，但越过驼峰后，会进入到皮下层。有 3 种方法可解决这个问题。

- 在驼峰下方做第二个进针点，插入钝针，采用退针注射的方法从鼻根到驼峰进行注射。
- 从鼻尖到驼峰用钝针注射，从驼峰到鼻根用锐针注射。
- 只用锐针注射。从鼻根到鼻尖，在鼻部中线上注射 3~5 个点（与下文的锐针注射方法相同）。

第二种方法是用锐针在骨膜上进行注射。和上

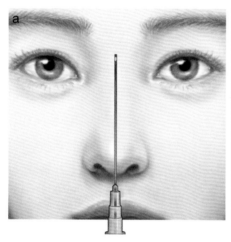
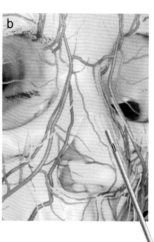

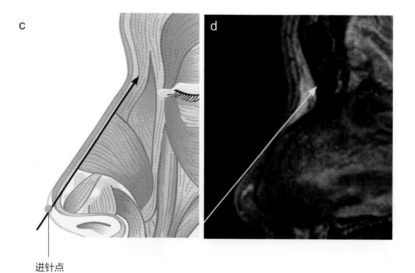

进针点

图 5.64　注射隆鼻的钝针注射方法。a. 将钝针插入鼻中线；b. 深度为皮肤至软骨膜表面和骨膜表面的距离；c. 进针点和钝针插入的方向；d. 鼻的 MRI 影像（矢状面），显示填充剂（高信号）位于骨膜表面

文描述的钝针注射方法一样，将锐针从鼻尖插到鼻根后，用退针注射方法进行注射。也可以垂直于骨膜或软骨膜表面进行注射，整个鼻部分 3~5 个点注射（图 5.65）。

不建议使用小针头（如胰岛素注射器）注射，但是建议使用 25 G/27 G 的针头。小针头推注时压力比较大，会造成填充剂物理性质的改变，自身的黏弹性无法保持稳定。针头较细还会使注射前的回抽试验出现假阴性的结果。

鼻尖抬高

与鼻背注射一样，鼻尖注射也可用锐针或钝针。注射的位置在两侧下外侧软骨之间、软骨表面。

与鼻背不同，鼻尖处皮肤厚，没有柔软的皮下脂肪层。纤维肌层与皮肤紧密连接在一起，如果大量注射的话，就可能出现血管受压迫，造成皮肤坏死，即使是在深层注射也会出现。因此，建议采用中等黏性的填充剂少量注射。

鼻小柱注射

鼻小柱注射可采用钝针或锐针，但建议采用钝针，因为锐针容易损伤鼻小柱动脉。

将钝针插入下外侧软骨的内侧脚之间，向鼻前棘方向前行，然后应用退针线性注射技术进行注射。

可采用牵引注射技术来加强鼻小柱的支撑，但这种支撑力量的维持时间不会太长。可在注射填充后联合线雕技术来进一步加强鼻小柱的支撑。

应用少量肉毒毒素对降鼻中隔肌进行注射，可松解肌肉的张力，抬高鼻尖。肉毒毒素和填充剂对于鼻小柱的矫正具有协同作用。

注射隆鼻的注意事项

- 注射过程中，要保持鼻部中线不变。
- 注射平面应在骨膜/软骨膜表面，以减少对血管的压迫和注射到血管内的风险。
- 鼻尖矫正时，不要注射太多填充剂。

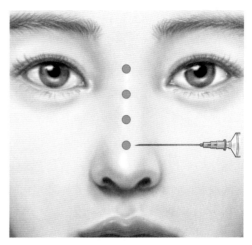

图 5.65 锐针注射隆鼻的注射方法，多点注射是一个不错的方法

- 根据第一次注射的效果来调整第二次补充注射的剂量。

过一段时间，当填充剂被吸收后，患者来院要求进一步治疗时，可发现由于第一次治疗刺激胶原形成，鼻部的组织变得致密，血管的活动度降低。因此，再次注射时如果还是采用相同的注射量，那么血管受压迫的风险会增加。因此需要更加小心。

- 对于鼻部曾施行手术的患者，通过触诊检查皮肤和皮下脂肪的弹性。如果弹性较差，则不建议行填充剂注射或仅注射微量填充剂。患者常常会隐瞒其鼻部手术史，因此需要医生认真检查。
- 当对鼻唇沟和鼻尖同时进行治疗时，侧鼻动脉受到压迫的可能性就会增加。所以鼻唇沟和鼻尖应该分开注射，且每次要少量注射。
- 术前与患者进行充分沟通可提升患者对治疗的满意度。

5.2.7.4 并发症

皮肤坏死

鼻是注射填充治疗后经常发生皮肤坏死的部位。鼻部的骨骼（软骨）和皮肤之间的空间比身体其他部位小，而且鼻部皮肤较厚，所以可以安全注射的空间更小。

因此，鼻部注射填充后由于填充剂压迫血管，皮肤坏死的可能性增加。鼻尖处的皮肤较厚，发生皮肤坏死的可能性更高，因此最好避免使用具有较强提升能力的填充剂。应将填充剂注射到骨膜表面，此层是鼻部注射最深的层次，有助于防止皮肤出现坏死。

如果注射后皮肤发白，需要判断是否是麻醉药中含有的血管收缩剂引起的。如果怀疑是血管压迫引起，建议用透明质酸酶进行溶解。

失明

在注射隆鼻治疗中，填充剂被意外注射到动脉中，并经由鼻背动脉逆行到眼动脉，最终堵塞视网膜动脉，就会造成失明。为了预防这种情况的发生，在鼻根部治疗时，要避免将填充剂注射到鼻背动脉中。注射时用非注射手捏起鼻根部皮肤，将注射针头置于骨膜表面。另外在注射时，也可以用非注射手压住鼻背动脉，防止填充剂逆行进入眼动脉。

血肿

鼻根部的皮下层有内眦静脉，若注射到静脉内会引起并发症。为了预防这种情况的出现，注射时用非注射手的示指和拇指捏起皮肤，然后在骨膜表面进行注射。

5.2.8 鼻唇沟

鼻唇沟的3种类型

鼻唇沟是指类似于中国汉字"八"的线条。鼻唇沟通常可见于双侧，从鼻翼和鼻梁的边缘开始，向下延伸至颊部。根据形成的原因，鼻唇沟可分为3种类型（图5.66）。

第一种类型是由鼻翼旁区软组织的容量减少造成的。有些患者的上颌骨尖牙窝处存在凹陷，尖牙窝是支撑鼻旁区的结构。相对于鼻唇沟上方的表浅脂肪，这些患者的鼻唇沟下方几乎没有表浅脂肪。深层软组织和脂肪的不足会进一步加深鼻翼旁的凹陷。鼻唇沟上方的组织突起，和下方的组织凹陷形成阶梯形状。尽管鼻唇沟不是真正的皱纹，但形成了一个类似皱褶的边界（图5.67）。

第二种类型是由皮肤特征的不同引起的。与鼻唇沟上方的皮肤不同，上唇的皮肤与其下的口轮匝肌紧紧地粘连在一起。随着年龄增加，鼻唇沟上方的皮肤和颊部脂肪一起下垂（图5.68），鼻唇沟上方的鼻唇脂肪增生得更明显，而鼻唇沟下方和鼻翼旁区域的脂肪开始萎缩。这种与年龄相关的变化会继续加深鼻唇沟，鼻唇沟和周围皮肤的深度差异会变得更明显。

第三种类型不是由于老化引起的容量变化或下垂，而是由提上唇肌、提上唇鼻翼肌、颧大肌和颧小肌收缩形成的。这些肌肉止于鼻外侧、鼻唇沟处的皮肤，并最终止于上唇和口轮匝肌（图5.69）。提上唇肌的止点形成一个边界，可防止表浅脂肪进一步下垂。微笑时肌肉收缩，使鼻唇沟下方的区域显得更深、更明显。

尽管按照形成原因将鼻唇沟分成3种类型，但鼻唇沟的形成原因其实是多方面的，可能与上述2~3个因素都有关。不像颊部其他区域，鼻唇沟

类型1   类型2   类型3

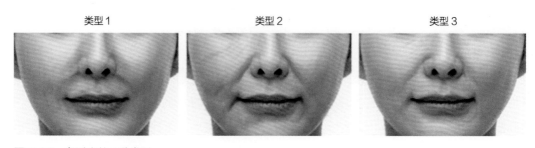

图5.66 鼻唇沟的3种类型

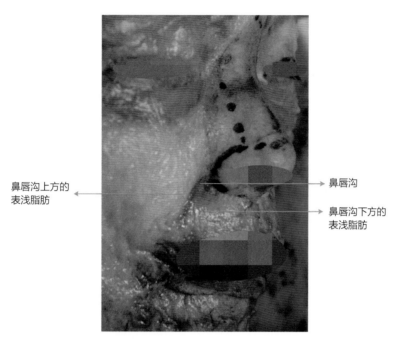

鼻唇沟上方的
表浅脂肪

鼻唇沟

鼻唇沟下方的
表浅脂肪

图 5.67 鼻唇沟周围的表浅脂肪层

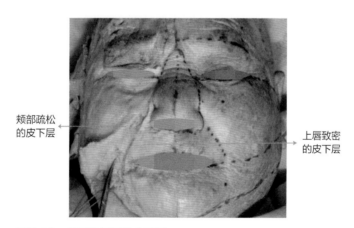

颊部疏松
的皮下层

上唇致密
的皮下层

图 5.68 鼻唇沟周围的皮下层

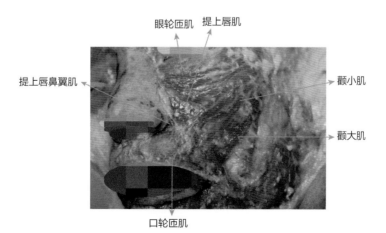

眼轮匝肌　提上唇肌

提上唇鼻翼肌

颧小肌

颧大肌

口轮匝肌

图 5.69 鼻唇沟周围的提上唇肌

包含肌皮粘连的区域，表情肌走行比较表浅。另外此部位的组织层次也与其他部位不同（图5.70），面动脉平行于鼻唇沟走行，因此此部位注射填充时要小心（图5.71）。

表浅鼻唇沟的治疗技术

如果只存在轻度的鼻旁凹陷，则只治疗鼻唇沟即可。注射部位在鼻唇沟的内侧，使用锐针，采用退针线性和扇形注射方法，沿着鼻唇沟，在口轮匝肌表面的皮下层进行注射（图5.72，5.73）。

超过59%的韩国人的面动脉沿着鼻唇沟走行，并发出上唇动脉，逐渐走行到口轮匝肌的表面。在表浅的皮下层注射可避免损伤血管（图5.74）。如

果注射后表面不平整，可用软一些的填充剂在真皮内或皮下层进行注射来矫正。

深的鼻唇沟、鼻旁凹陷的治疗技术

如果鼻唇沟较深并伴有鼻旁凹陷，填充剂一般需要注射到2个层次。浅层，将填充剂沿着鼻唇沟注射到真皮下层和皮下浅层。在鼻翼的外侧，凹陷的矫正需要用硬一些的填充剂。注射的层次在肌肉下方、骨膜表面的Ristow间隙（图5.75）。

在鼻唇沟和鼻翼沟之间的三角形鼻旁凹陷处，用锐针垂直于皮肤在凹陷的中央进针。此处没有主要血管，相对安全。但是需要注射前回抽以进一步确认没有损伤血管。注射的层次（图5.76）需要根

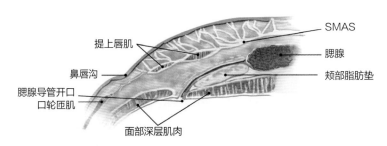

图5.70 鼻唇沟部位的面部肌肉与其他面部结构的关系

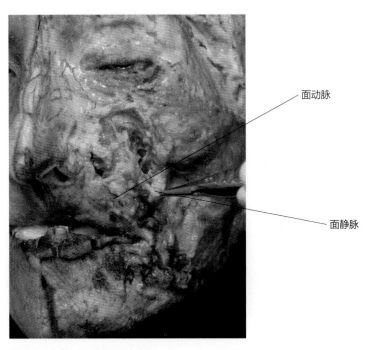

图5.71 鼻唇沟处的面动脉

注射技术

1. 注射到鼻唇沟的稍内侧

2. 皮下注射

3. 表浅注射使表面平整（蕨叶或鸭步技术）

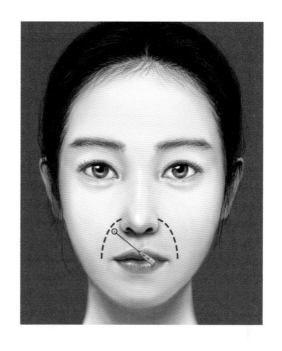

图 5.72　表浅鼻唇沟的注射技术

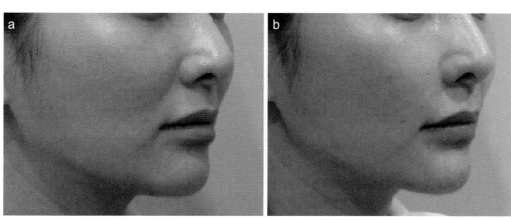

图 5.73　表浅鼻唇沟治疗前（a）和治疗后（b）

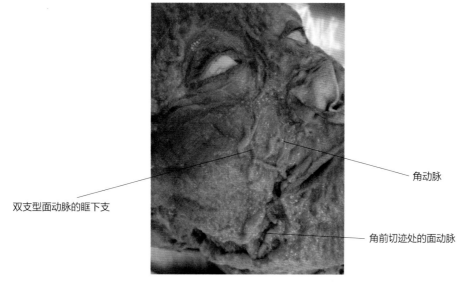

角动脉

双支型面动脉的眶下支

角前切迹处的面动脉

图 5.74　面动脉在鼻唇沟周围的位置

对于深的鼻唇沟，需要注射到 2 个层次
- 浅层：应用软的填充剂在皮下浅层或真皮下层注射
- 深层：应用硬的填充剂在鼻旁深层脂肪室或 Ristow 间隙内注射

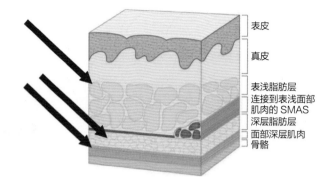

表皮
真皮
表浅脂肪层
连接到表浅面部肌肉的 SMAS
深层脂肪层
面部深层肌肉
骨骼

图 5.75　鼻唇沟矫正的注射平面

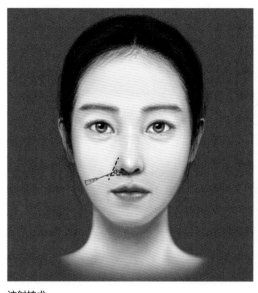 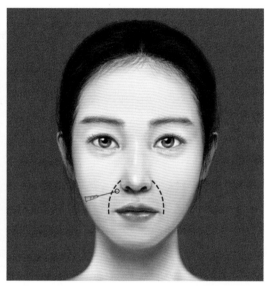

注射技术

1. 三角间隙的中央需要填充
2. 在深层鼻旁间隙内采用分层和扇形团块注射技术
3. 表浅注射使表面平整

图 5.76　鼻旁凹陷注射技术

据凹陷程度进行调整。对于中度凹陷，理想的注射层次在肌肉下的深层脂肪。对于重度凹陷，需要大量注射填充剂。但是皮下层的大量注射不会使凹陷隆起，只会使组织向外侧扩张。对于凹陷严重的病例，需要注射到 Ristow 间隙内（图 5.77）。

当针头接触到尖牙窝的骨面后，轻轻回撤，就到达了 Ristow 间隙，一个骨膜表面脂肪层上方的疏松间隙。对于经验丰富的医生，当针头穿过深层脂肪后就能感知到此疏松间隙，而不必将针头触及骨面后再回抽。

当针头位于深层脂肪室或 Ristow 间隙后，进

行分层注射。注射过程中，用非注射手压住鼻唇沟上方突起的组织，这样可防止填充剂注射到鼻唇沟上方。

注射完成后，如果在鼻旁三角形区域内出现不平整，填充部位界线清楚的话，可应用软一些的填充剂在皮下层或真皮层内注射（图 5.78）。如果鼻唇沟较长，超过三角形区域并向外下延伸的话，可采用上述表浅鼻唇沟的矫正方法进行治疗（图 5.76）。

钝针注射技术

在解剖学上超过 70% 的韩国人的面动脉沿着

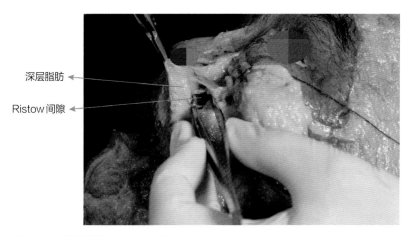

深层脂肪

Ristow 间隙

图 5.77　鼻旁凹陷的 Ristow 间隙

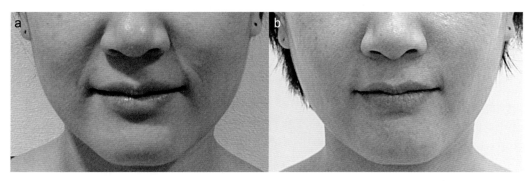

图 5.78　鼻唇沟和鼻旁凹陷治疗前（a）和治疗后（b）

鼻唇沟的内侧走行。据报道，即使面动脉走行在鼻唇沟的外侧，超过 50% 的面动脉与鼻唇沟的距离也在 5 mm 以内。因此，钝针注射时的安全进针点可按照下述方法确定。从鼻翼基底到口角画一条线，将此线分为 3 段。在此线的下 1/3、鼻唇沟的外侧 5 mm 处做进针点。将钝针沿着皮下层到达鼻翼外侧的三角区。注射的层次和注射技术与锐针鼻旁注射类似。采用分层和扇形注射方法（图 5.79）。

鼻旁填充完成后，将钝针沿着鼻唇沟回撤，采用退针线性和扇形注射方法将填充剂注射到皮下浅层，使鼻唇沟变浅。如果还需要进一步使注射区域变平滑，用锐针将非常软的填充剂注射到凹陷部位的皮下或真皮层内。

微笑时，鼻唇沟会变得更明显，因此还可以用肉毒毒素进行治疗。对提上唇肌在皮肤的止点处进行注射也可以减轻鼻唇沟。

鼻唇沟上方的鼻唇脂肪不会随着年龄增长而萎缩。实际上，这层脂肪会随着年龄增长而逐渐变得肥大。随着年龄增长，鼻唇沟上、下的组织容量差异以及鼻唇沟上方的鼻唇脂肪突出程度会越来越明显，鼻唇沟变得越来越深。鼻唇沟上、下的组织容量差异可用溶脂针进行治疗。而且，注射填充和埋线提升也具有协同治疗作用。埋线可提升鼻唇沟上方的下垂组织，使皮肤变平，从而加强注射填充的效果（图 5.80）。

5.3　下面部

5.3.1　嘴唇和人中

治疗前的注意事项

嘴唇的形态反映了一个人的年龄。虽然在"漂

进针点和注射技术
1. 进针点位于鼻翼至口角之间的鼻唇沟上1/3处的稍外侧（5 mm）
2. 采用扇形和分层注射技术对鼻旁凹陷进行填充
3. 采用退针线性表浅注射使表面平整

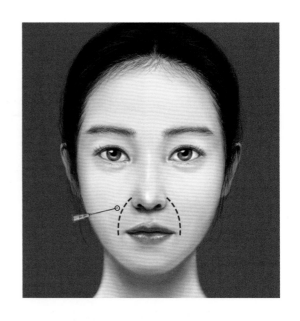

图 5.79　鼻唇沟的钝针注射

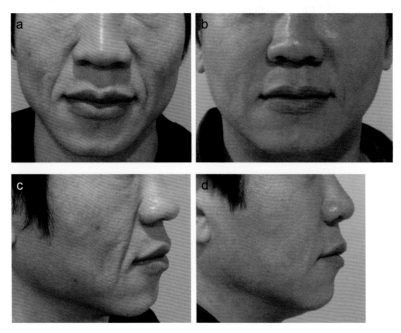

图 5.80　鼻唇沟联合治疗前（a、c）和治疗后（b、d）

亮的嘴唇"的定义上存在文化差异，但丰满、有弹性的嘴唇及突出的丘比特弓通常被认为是美丽的标志。反之，薄而缺乏弹性的嘴唇、模糊的丘比特弓通常被认为是衰老的特征。随着目前填充技术的发展，尽管存在一定的并发症，但很多患者还是会考虑这种简单的唇部年轻化治疗技术，而不是手术的方法。唇部微创年轻化技术越来越受欢迎。

上唇与下唇对称，但后者比前者厚。尽管东方人和西方人以及男性与女性的上下唇理想比例都不同，但 1 : 1.6 通常被认为是理想的比例，接近于黄金比例。正面观，上唇要略微外翻，牙齿露出2~3 mm 为宜。侧面观，上唇突出下唇前方 2 mm更好看。另外在唇红缘上方有一个类似鼻尖上区的轻微转折会显得更漂亮（图 5.81）。

在唇部矢状面上，口轮匝肌的位置在唇部中央更靠后。口轮匝肌在止于唇红缘的位置形成口轮匝

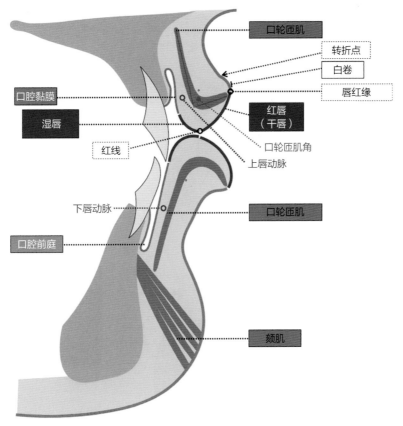

图 5.81　唇部解剖

肌角（图 5.81）。

随着年龄增长，嘴唇会变平，唇红缘的高度会降低。组织学研究发现皮肤的整体厚度会随着表皮层和真皮层的胶原蛋白和弹性蛋白的减少而变薄。另外，口轮匝肌的萎缩及口轮匝肌角变大会使唇部变平，体积缩小。唇部脂肪室被口轮匝肌分成浅层脂肪室和深层脂肪室。浅层脂肪室的容量会随着衰老逐渐增加，而口轮匝肌下深层脂肪室（图 5.82）的容量则减少。这与面部其他部位的脂肪变化一致。这些研究结果提示，唇部填充时填充剂应注射到口腔黏膜与口轮匝肌之间的脂肪层中。

尽管唇部体积随着衰老而逐渐缩小是一个自然过程，但变化并不明显。肌肉和其他组织的体积会缩小，但表浅脂肪的体积会增加，所以整个唇部的体积变化不大。最终红唇（干唇）会变得不明显。嘴唇由于唇红缘上转折消失而变得扁平。唇红缘上转折消失不是由于整个嘴唇的体积变小，而是由于

嘴唇内卷的变化。嘴唇内卷的变化也是由多种因素造成的，比如皮肤、口轮匝肌和脂肪组织等的变化。

有一些技巧可避免锐针注射时损伤大血管。当遇到较粗的血管（如上唇动脉或下唇动脉）的管壁时，可感受到轻微的张力，但这需要足够的临床经验。因此，最实际的方法是在口角部位进针，远离主要的唇部血管。

嘴唇的主要血供来自上唇动脉和下唇动脉。上唇动脉直接发自面动脉，平均直径为 1 mm。一般情况下，双侧上唇动脉是对称的，并在上唇中线处融合，发出鼻小柱动脉分支，但有时上唇动脉只存在于单侧或两侧不对称。上唇动脉通常在唇红缘水平走行在口腔黏膜和口轮匝肌之间（图 5.81）。下唇动脉常规走行在下唇内侧黏膜和口轮匝肌之间，意味着下唇动脉的位置更靠近牙槽的边缘。

因此，唇部注射填充的层次应在表浅脂肪层，而不是口轮匝肌周围。一方面，如果在下唇注射，

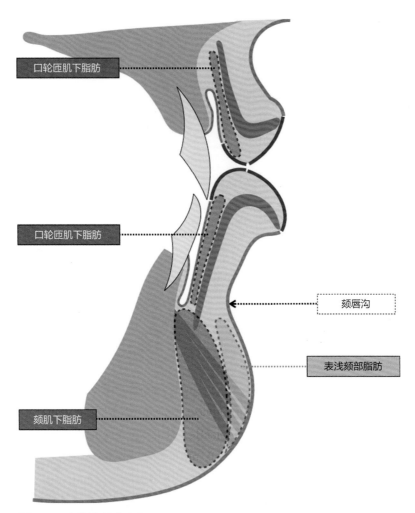

口轮匝肌下脂肪

口轮匝肌下脂肪

颏唇沟

表浅颏部脂肪

颏肌下脂肪

图 5.82 唇颏部的脂肪室

则需要深层注射，注射在口轮匝肌下脂肪层相对安全，因为下唇动脉的走行位置更靠近牙槽的边缘。另一方面，上唇注射时要小心，因为上唇动脉走行在上唇内部。

注射技术

一般来说，上唇注射填充有 2 种方法。大多数医生喜欢从皮肤进针，沿着唇红缘注射（图5.83a）。而另一些医生在唇部黏膜进行注射（图5.83b）。前者的注射量相比后者要少。另外从皮肤侧进针，对于嘴唇上转折不明显的患者效果更好。

但是，这种技术不适合嘴唇上转折清晰的患者。更确切地说，对这些患者进行注射会破坏原有唇部的清晰轮廓。因此，对这些患者在黏膜侧进行

注射可达到最大的红唇外翻效果，并保留最初的上转折。应注意，注射的剂量越多，患者越容易出现异物感，但是这种情况很少见。

治疗前 30 分钟可局部外敷表面麻醉药膏（复方利多卡因，EMLA 膏）。然后在上唇和下唇采用退针注射方法一针一针地注射，每个进针点间隔1 cm。填充剂应注射到唇部的内侧，以避免从外面被看到。当患者希望唇珠突出时，可在局部少量注射（0.1 ~ 0.2 ml）。

为减少治疗后的肿胀和淤青，注射后应立即冰敷，直到确认没有出血征象为止。当需要均匀铺开填充剂以使皮肤表面平整时，可局部按摩（图5.84）。

唇部注射的剂量需根据两侧不对称的程度而定。两侧不对称时，凹陷部位需要注射更多的填充

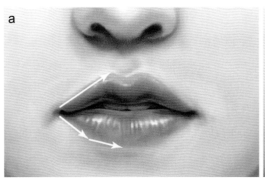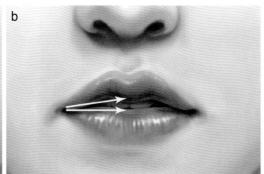

图 5.83　唇部注射填充技术

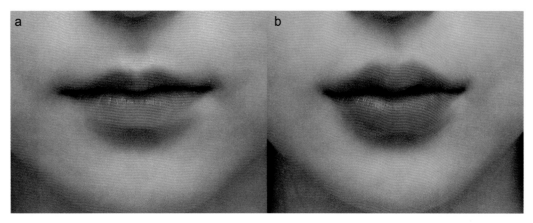

图 5.84　唇部填充前（a）和填充后（b）

剂，所需总量相应增加。通常每侧唇部的用量在 0.3 ~ 0.4 ml，有时需要更大的剂量才能达到更好的效果。每侧唇部（上唇或下唇）的最大用量一般不超过 1.5 ml，因为如果注射得太多，嘴唇会变得臃肿。注射过多只会使唇部增厚，而不是适当地外翻。因此注意不要过量注射。

唇珠注射需要根据患者的意愿。通常情况下，亚洲人喜欢注射唇珠，而西方人不喜欢唇珠突出。

注射后的护理非常简单。医生应该提醒患者，注射后的早期可用舌触及异物感，这种感觉会随着时间慢慢消失。同时也需要告知患者，注射后 1 周填充的体积会缩小 10% ~ 20%。

5.3.2　木偶纹（静态唇下颌沟）

木偶纹的类型和定义

在医学文献中，口角周围形成的沟纹有多个名

称。下文使用最常见的名称来讨论这些沟纹。

西方人将口角附近肌肉交叉形成的小而厚的肌肉结节叫口角轴，大部分位于口角水平或口角上方。而韩国人的口角轴主要位于口角外侧 11 mm、口角水平下方 9 mm 处。相比于西方人，亚洲人更容易出现口角下垂，在口角附近更容易出现沟纹。

口角处的垂直凹陷称为口角纹，是由交汇于口角轴处的降口角肌纤维（偏浅）和口轮匝肌纤维（偏深）的深度不同造成的。由于口角轴解剖位置的差异（图 5.85），这些皱纹在亚洲人群中比在西方人群中更常见。如果下唇外侧脂肪室（位于嘴唇下方的 3 个浅表脂肪室之一）发生萎缩，在面颊和嘴唇交界处形成的口角纹和口角下垂会变得更明显。

面颊和颏部由于组织厚度的差异形成的表浅解剖边界称为颊 - 颏沟。当这条沟使面部出现悲伤、压抑的表情时，又称为唇下颌沟。下唇外侧脂肪室的容量缺失是造成这条沟的主要原因，因此对下唇

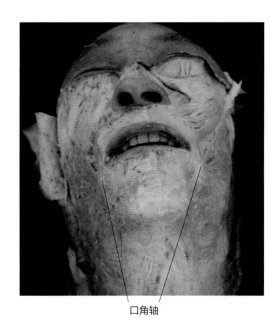

口角轴

图 5.85　亚洲人的口角轴的位置

外侧脂肪室进行填充可同时矫正局部凹陷并提升口角（图 5.86）。

当唇下颌沟延伸到下颌边缘，这条沟的前方在下颌缘处又出现腮前沟时，就称为木偶纹。尽管木偶纹这个名词已知来源于欧洲木偶表演用到的木偶，但尚不清楚这个名词是什么时候开始被使用以及是谁最先使用的。作为一条斜行的、从口角延伸到下颌缘的静态纹，它又被称为静态唇下颌沟（图 5.87）。

唇下颌沟形成的原因包括上颌骨和下颌骨的骨质吸收、重力牵拉导致组织向下移位、降口角肌下方深层脂肪的容量缺失、降口角肌的压迫、下颌韧带的牵拉效应、多余皮肤和结缔组织的下垂以及腮部和颊部脂肪的下垂。基于上述原因，唇下颌沟的治疗可能需要联合多种方法进行。除了应用填充剂来矫正下颌缘，包括腮前沟和木偶纹前方的凹陷以及口角外，肉毒毒素可矫正降口角肌收缩引起的口角下垂，还可联合应用腮部脂肪去除、埋线提升等方法（表 5.2）。

木偶纹（静态唇下颌沟）即使在不做表情时也会存在。它常常从口角开始，沿着降口角肌的后侧边缘斜向下。相反，动态唇下颌沟是由止于口角轴的口周升肌和降肌的收缩造成的，它起自口角，沿着降口角肌的前缘斜向下。

对于皱纹较严重的老年人，木偶纹为静态纹，甚至可与鼻唇沟连在一起，从鼻外侧直达下颌缘。即使是年轻人，在做表情时，也会出现动态唇下颌沟（图 5.87）。

当颈阔肌和颧大肌向外侧牵拉时会加重动态唇下颌沟。降口角肌的上 1/3~1/2 只含有肌纤维，下端紧紧附着在下颌韧带上。下颌韧带为延伸到骨骼的真正韧带。当微笑或做表情时，降口角肌向外侧牵拉，下颌韧带作为固定点紧紧地将降口角肌下端固定到骨骼上，最终表面的皮肤出现弓状突起（图 5.88）。

因此，当治疗动态唇下颌沟时，重要的是确定潜在的解剖因素，并与木偶纹（静态唇下颌沟）区别开来。治疗原则与口周动态皱纹一样。

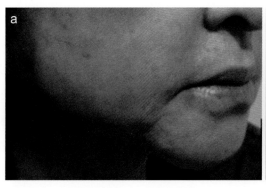
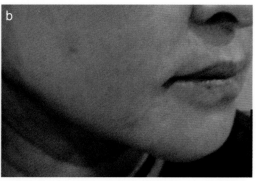

图 5.86　木偶纹治疗前（a）和治疗后（b）

表 5.2 木偶纹治疗的注意事项

▷ 较深的唇下颌沟（木偶纹）形成的原因

– 上颌骨和下颌骨的骨质吸收

– 重力牵拉导致组织向下移位

– 唇下颌脂肪凹陷伴随颊部和腮部脂肪下垂

– 下颌韧带的牵拉效应

– 降口角肌的压迫

– 下唇脂肪组织致密伴随木偶纹上方的皮肤和结缔组织多余

▷ 确认颏孔的位置

▷ 联合多种治疗方法

① 对降口角肌注射肉毒毒素以矫正口角下垂

② 去除腮部脂肪

③ 埋线提升

④ 下颌缘和口角注射填充

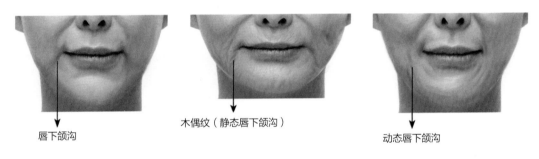

唇下颌沟

木偶纹（静态唇下颌沟）

动态唇下颌沟

图 5.87 口角纹的类型

口角纹和唇下颌沟的治疗

沿着沟纹进行注射填充。沟的前方凹陷区域会隆起。通常使用锐针，采用退针线性或扇形注射技术将填充剂注射到真皮下层（图 5.89）。

当将填充剂注射到凹陷区域后，沟纹会变浅，口角会得到提升。注射过程中要小心，避免损伤面动脉的分支和下唇动脉。

木偶纹（静态唇下颌沟）的治疗

对于轻度和中度的木偶纹，常用锐针在肌肉表面的皮下脂肪层进行注射。沿着木偶纹的稍内侧进行线性注射可进一步增加局部容量；而对于木偶纹前方的凹陷区域，需要应用退针扇形或交叉注射技术进行填充（图 5.90）。注意避免损伤面动脉的分支、下唇动脉和颏下动脉。

当沟纹较深、凹陷比较严重时，需要在肌肉下脂肪层（图 5.91）进行注射。为了避免损伤神经和血管，最好用钝针注射。进针点位于口角至下颌缘连线的下 2/3 处。对于腮前沟形成的深纹或下颌缘不平滑时，可采用退针扇形和分层注射技术将填充剂注射到肌肉表面和下方的脂肪层。

避免损伤穿出颏孔的颏动脉和颏神经以及下颌缘处的面动脉。用非注射手压住木偶纹上方的突起区域，避免填充剂扩散到此部位。容量填充完成后，应用软的填充剂在皮下和真皮层进行注射，使表面光滑。

降口角肌（图 5.92）在下颌缘的起点处较宽，呈三角形向上逐渐变窄，止于口角附近的笑肌和口轮匝肌。降口角肌的过度收缩会造成口角下垂，在这种情况下，可用肉毒毒素来减弱肌肉的力量。

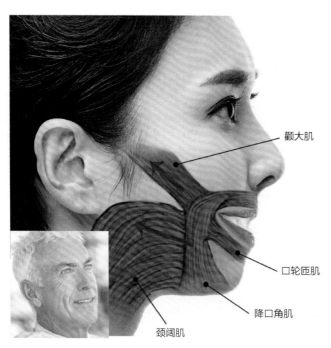

攀大肌

口轮匝肌

降口角肌

颈阔肌

图 5.88 降口角肌向外侧牵拉的弓弦效应

进针点
在口角纹或唇下颌沟的稍内侧，垂直于这些
　沟纹应用软的填充剂在真皮下层注射
注射技术
1. 退针线性或扇形注射技术
2. 表浅多点蕨叶注射或鸭步注射技术

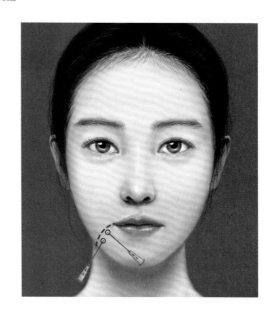

图 5.89 口角纹和唇下颌沟填充的注射技术

5.3.3　口周皱纹

5.3.3.1　口周皱纹的定义

　　随着年龄的增长，口周会出现皱纹。当人们微笑时会出现动态皱纹。随着人的衰老，真皮层也会老化，脂肪容量减少，出现静态皱纹。为了减轻这些皱纹，需要注射填充剂。

　　由于口周肌肉（攀大肌、笑肌、颈阔肌、降口角肌）的不同运动，口周皱纹的形态和名称也不同。尽管存在个体差异，但口周皱纹包括如下常见类型（图 5.93）。

- 吸烟纹（上唇和下唇的垂直皱纹）：由于口轮匝肌收缩，从上下唇的唇红缘垂直发出的细小皱纹。

进针点

1. 沿着木偶纹的稍内侧，用锐针将软的填充剂注射到皮下脂肪层

2. 在口角至下颌缘之间的下 2/3 处内侧用钝针进行填充

注射技术

1. 锐针线性、退针扇形和交叉注射

2. 钝针退针扇形、交叉和分层注射

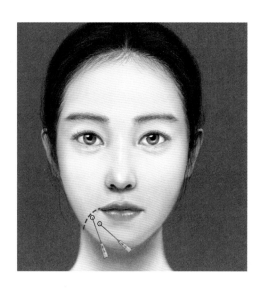

图 5.90　木偶纹的注射填充技术

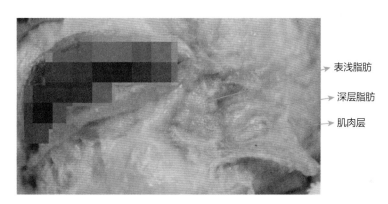

表浅脂肪

深层脂肪

肌肉层

图 5.91　木偶纹内侧的表浅脂肪和深层脂肪

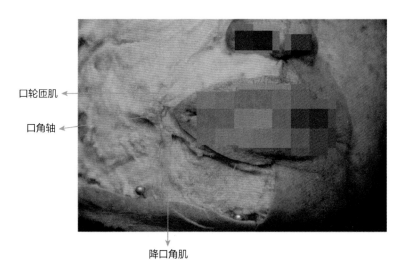

口轮匝肌

口角轴

降口角肌

图 5.92　降口角肌

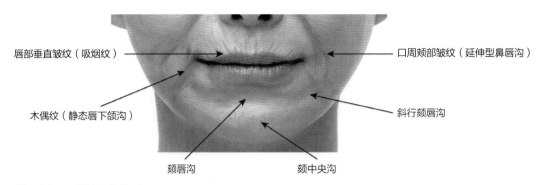

唇部垂直皱纹（吸烟纹）　　　　　　　　　　　　　　口周颊部皱纹（延伸型鼻唇沟）

木偶纹（静态唇下颌沟）　　　　　　　　　　　　　　斜行颏唇沟

颏唇沟　　　　　颏中央沟

图 5.93　口周皱纹的类型

- 斜行颏唇沟：口角下方斜行的皱纹。
- 颏唇沟：在下唇和颏部中间水平出现的皱纹。
- 延伸型鼻唇沟：鼻唇沟延伸至口角下方，但并不与口角相连。
- 木偶纹（静态唇下颌沟）：从口角向下延伸至下颌缘的皱纹。
- 动态唇下颌沟：当微笑或做表情时，颧大肌和颈阔肌将皮肤拉向外侧形成的皱纹。

5.3.3.2　注射技术

建议医生在治疗前检查患者下颌缘的对称性、口周皱纹的位置、腮部下垂情况，并让患者手拿镜子，共同确认需要治疗的部位。口周大部分皱纹的治疗方法与木偶纹（静态唇下颌沟）不同。治疗木偶纹时，如果伴随脂肪缺失，需要同时进行深层和浅层注射。口周动态皱纹会随着时间的推移变成静态皱纹。通过填充来治疗这些皱纹只会使嘴显得臃肿，因此只能使皱纹略微变平，这样看起来自然。

通常用锐针而不是钝针注射。注射前进行表面麻醉即可，将低黏性软的填充剂注射到真皮下层或真皮深层（图 5.94）。

有几种注射技术，包括退针线性注射技术、退针扇形注射技术、Mantoux 试验注射技术、微滴注射技术等（见章节 4.4.1）。

吸烟纹的治疗

治疗吸烟纹时，注射深度在皮下层或真皮内。用低黏性、软的填充剂，使用 30 G/31 G 的锐针沿着上、下唇的唇红缘进行注射。和唇部填充不同，这个部位不需要大量填充。沿着唇红缘大量注射会造成外观不规则。

吸烟纹的治疗需要结合肉毒毒素注射。肉毒

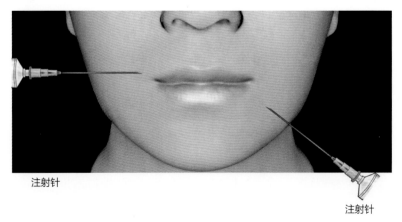

注射针　　　　　　　　　　　　注射针

图 5.94　口周皱纹注射的正确层次为表浅层（真皮深层或真皮下层）（经 MANIAMIND 许可使用）

毒素可减弱口轮匝肌的力量，减轻皮肤收缩，使皱纹变得不明显，并能够进一步增强填充剂的治疗效果。沿着唇红缘，每间隔 1 cm 注射一个点，每个点注射 0.5 U。如果肉毒毒素的注射量太大，口轮匝肌过度松弛，就会造成闭口困难，刷牙时唾液会流出。

5.3.3.3 并发症及预防措施

淤青

对口周皱纹用锐针注射治疗时刺破皮下毛细血管会造成淤青，很少会造成面动脉和面静脉的损伤。然而在口轮匝肌外侧，颧大肌和笑肌之间，面动脉的走行比较表浅。换句话说，在口角外侧1.5 cm 发出上唇动脉的部位面动脉位于皮下组织层。如果用手触诊此处，可触及动脉搏动，有时肉眼可看见动脉搏动。因此，注射填充口角皱纹时，必须检查此处的动脉，最好避开皮下脂肪层来注射（图 5.95）。

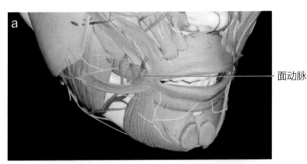

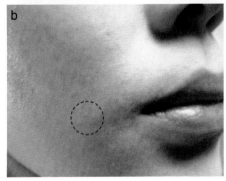

图 5.95　口周皱纹矫正时应注意避免血管并发症。a. 蓝色圆圈：面动脉比较表浅的位置；b. 红色圆圈：有时此处不用触诊就可见到面动脉的搏动

肿块 / 外观不规则

真皮内表浅注射时要小心，因为容易形成肿块。填充剂注射后，用茶匙或滚轴充分按摩局部，以防止出现肿块。另外，少量多次治疗也有助于预防肿块形成或出现外形不规则。

5.3.4　颏部填充和下颌缘塑形

如果颏部发育不良，或者牙齿突出，颏部填充会产生很好的效果。在过去，硅胶假体被广泛使用，但如今，填充剂逐渐取代了硅胶假体。由于颏部的结构不复杂，并发症很少，初学者也可以尝试。

5.3.4.1　设计

西方人喜欢使下颌角和下颌缘的轮廓变得明显。而很多韩国人（亚洲人）则由于颏部短小或后缩，因此想矫正这方面的问题。

- 当需要矫正侧面观时。

当侧位观察额 - 鼻 - 颏部的轮廓时，从唇部到颏部的曲线呈倒 S 形会显得漂亮（图 5.96）。侧面观，唇部位于 Ricketts 线（图 5.97）上会显得漂亮。Ricketts 线是鼻尖到颏尖的连线。韩国人的上唇缘位于此线上或位于此线后方 1 ~ 2 mm 会看起来更协调。通过对颏部进行填充使其与这条线重合会使侧面轮廓显得和谐（见章节 4.1.4）。

- 当需要矫正正面观时。

如果颏部正面观显得短或宽，则将颏部变尖一点或变长一点会使下颌缘变窄。人中到颏部的长度约占面部长度的 1/3，西方人的额部、鼻部、颏部的长度比例是 1 : 1 : 1，而对于东方人，三者的比例为 1 : 1 : 0.8 更合适。

总之，要想颏部漂亮，需要将后缩的颏部向前突出一些，将短的颏部向下延长一些。

面动脉

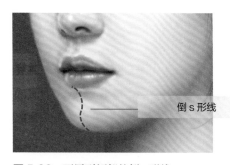

图 5.96 下唇到颏部的倒 s 形线

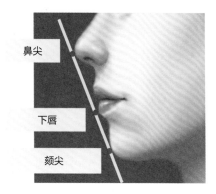

图 5.97 Ricketts 美容线

5.3.4.2 解剖

颏部和下颌周围的组织层次由浅至深依次为皮肤、皮下组织（表浅脂肪）、肌肉、深层脂肪、骨骼（颏突和下颌骨体）。在颏尖，肌肉的下方有一薄层脂肪组织。在颏部填充和下颌塑形过程中，注射的层次应位于骨膜表面和皮下脂肪层。

颏肌

亚洲人由于颏肌的发育和口腔结构，颏部常常出现"鹅卵石样"外观。单纯注射填充剂往往不能达到满意的治疗效果。联合肉毒毒素颏肌注射可使皮肤的小凹陷变平，使填充治疗效果维持得更长久。

除了颏部形状，治疗前还需要检查颏肌的对称性。当填充治疗达到满意的效果后，如果不矫正颏肌，患者有可能也会不满意。

血管结构 / 动脉

颏部的血管包括从颏孔穿出的颏动脉和下唇动脉。如果在中线处注射，则血管都位于注射区域以外，注射相对安全。颏下动脉的中央支有时会进入中线，由于直径太小，注射针不太可能进入血管内。另外，由于表浅脂肪丰富，造成血管受压迫和皮肤坏死的风险也低。

5.3.4.3 填充剂的选择

颏部填充和下颌缘塑形可在 2 个不同的层次内进行，因此每层需要选择不同的填充剂。深层注射时选择高黏弹性和高塑形能力的透明质酸或羟基磷灰石钙（图 5.98a）。浅层注射时选择中等黏性的填充剂（图 5.98b）。

5.3.4.4 颏部填充的注射技术

注射前需要与患者确认是想让颏部前翘还是向下拉长。

另外，在检查颏部的对称性时，还要检查颏肌的肥厚情况。

在颏部填充时，应用表面麻醉或在进针点局部麻醉，大部分患者都不会感到太多的不适。但是对疼痛敏感的患者，需要进行颏神经阻滞麻醉。

锐针注射（图 5.99）

颏部填充时多用锐针注射。用 25 G/27 G 的锐针注射高黏弹性的填充剂。由于发生血管意外的风险较小，注射相对安全。在中线处垂直进针，触及骨膜，稍微回撤，注入填充剂。也就是注射到肌肉下方的骨膜表面。采用团块注射技术，增加颏部的突度时针尖朝向头侧，延长颏部的长度时针尖朝向尾侧。单纯深部注射不会取得满意的效果，可在肌肉上方的表浅脂肪层再注入中等黏弹性的填充剂。

钝针注射（图 5.99）

用钝针注射时，最好将填充剂在更大的范围内进行平铺。应用退针扇形注射方法，使用 21 G/23 G 钝针在骨膜表面和皮下层进行注射。

进针点可位于中线或中线的两侧。

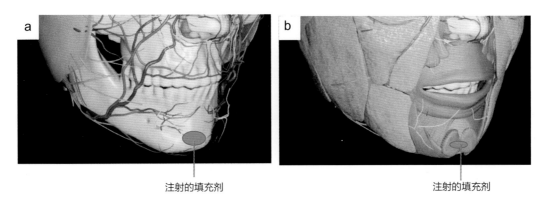

图 5.98　颏部注射填充。a. 填充剂注射到骨膜上层；b. 填充剂还可以注射到颏肌上方的表浅脂肪层

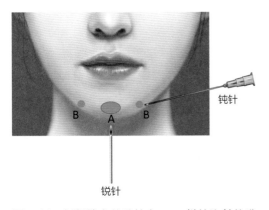

图 5.99　颏部填充的进针点。A—锐针注射的进针点；B—钝针注射的进针点

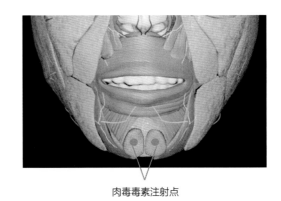

图 5.100　颏肌肉毒毒素注射点

钝针触及骨面后，轻微回撤，然后注射到肌肉下方的骨膜表面。颏部填充后即刻，由于水肿，局部可能会显得比较均匀。但是如果仔细触诊的话，就会感到不平整。此时，可用手进行按摩，在不均匀或凹陷的部位再注射一点填充剂，这样水肿消退后，就不会出现局部不平整的情况。

颏肌肉毒毒素注射（图 5.100）

很多颏部填充的患者由于颏肌肥大，皮肤会出现小的凹坑。颏肌肉毒毒素注射不仅可以使凹坑消失，还会减小肌肉张力，使肌肉下的填充效果维持得更长久。

注射位置在颏部中线外侧 0.5 cm，下唇唇红缘和颏部末端之间的 2/3 处。注射时针尖触及骨膜后，轻微回撤。每侧注射 2 ~ 4 U 肉毒毒素。肉毒毒素注射后，严重的"鹅卵石样"外观会取得满意

的治疗效果。

如果第一次注射后左右两侧肌肉出现不对称，则需要补充注射。

5.3.4.5　下颌轮廓的注射技术

无论是老年人还是年轻人都可以进行下颌轮廓塑形。对于老年患者，面部下垂会形成腮前沟，下颌缘变得不平滑，需要填充注射进行矫正。年轻患者在颏部填充后，颏部两侧会出现凹陷。凹陷位置在颏部和下颌骨体之间，因此颏部填充后还需要额外的下颌缘塑形。

锐针注射（图 5.101）

将 25 G/27 G 注射针垂直或斜行插入颏部和下颌骨体之间。穿过降口角肌和颈阔肌，在骨膜上层进行注射。

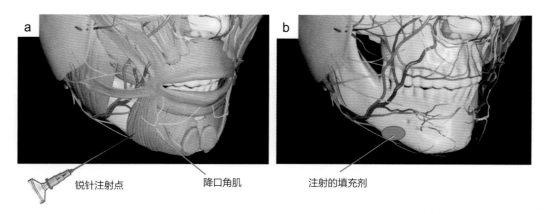

图 5.101　下颌轮廓的锐针注射。a. 锐针穿过降口角肌和颈阔肌；b. 填充剂注射到骨膜上层（经 MANIAMIND 许可使用）

钝针注射（图 5.102）

用钝针注射时，做两个进针点。第一个进针点在颏部和下颌骨体之间偏内侧，插入钝针，朝向下颌骨体方向进行注射。第二个进针点在咬肌前缘下方，插入钝针，朝向颏部进行注射。这时需要小心，做进针点时不要损伤面动脉。

用长 5 cm 的 21 G/23 G 钝针在骨膜表面和皮下脂肪层进行注射。下颌骨体的表浅脂肪比颏部的要薄。下颌韧带与皮肤紧紧地粘连在一起，钝针穿过时不是那么平滑。慢慢插入钝针，触及骨膜，采用退针线性技术进行注射。当在皮下层注射时，将针回撤，不要拔出，改变方向进入皮下层。

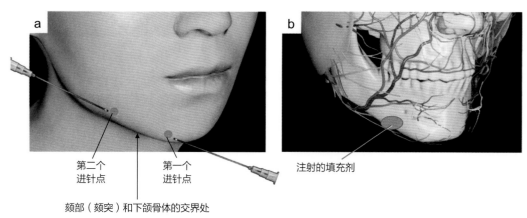

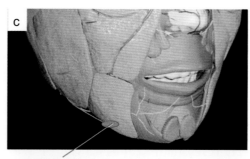

图 5.102　下颌轮廓的钝针注射。a. 钝针注射需要 2 个进针点。第一个进针点位于颏部和下颌骨体交界的内侧，针头朝向下颌骨体；第二个进针点位于咬肌前缘的下方，针头朝向颏部；b. 填充剂注射到骨膜上层；c. 填充剂还需要注射到皮下层（经 MANIAMIND 许可使用）

联合肉毒毒素注射（图5.103）

　　应用肉毒毒素麻痹松解下颌缘的颈阔肌可减轻下颌缘下垂。

　　注射过浅不会有效，因此应注射到皮下层的下方。真皮内注射和真皮下注射都可以。注射剂量为每侧 10~15 U，在下颌缘上进行多点注射，相邻点间隔 1.0~1.5 cm。

5.3.4.6　并发症及预防措施

血管并发症

- 颏部填充相对安全，不会出现血管并发症。
- 在下颌轮廓塑形过程中，当注射到皮下层时，注意不要损伤面动脉。

结节/凹陷

　　在进行颏部填充时，当皮下脂肪太少、皮肤太薄时，皮下注射可能出现结节。因此，必要的话，建议先在骨膜表面注射，再进行少量皮下层注射。

- 颏部填充后，颏部和下颌骨体之间的下颌缘会显得凹陷，需要对下颌缘进行填充塑形，使下颌缘变得流畅。

填充剂移位

- 在颏部填充过程中，当注射位置太靠近下唇时，需要特别注意，不要让填充剂进入口腔。

- 当向下延长颏部时，如果注射的方向太向下，或注射量太大，填充剂有可能进入颈阔肌。由于填充剂会顺着颈阔肌平面向下移位，注射时需要直接在颏尖注射，并用非注射手的拇指和示指固定住颏部，防止填充剂移位。

参考文献

1. Webster RC, et al. Supraorbital and supratrochlear notches and foramina: anatomical variations and surgical relevance. Laryngoscope. 1986;96:311-5.
2. Sykes Jonathan M, et al. Upper face: clinical anatomy and regional approaches with injectable fillers. Plast Reconstr Surg. 2015;136:204S.
3. Hetzler L, et al. The brow and forehead in periocular rejuvenation. Facial Plast Surg Clin North Am. 2010;18:375-84.
4. Kornstein AN. Soft-tissue reconstruction of the brow with Restylane. Plast Reconstr Surg. 2005;116:2017-20.
5. Griepentrog GJ, et al. Anatomical position of hyaluronic acid gel following injection to the eyebrow. Ophthal Plast Reconstr Surg. 2013;29:364-6.
6. Yoo DB, et al. Effacing the orbitoglabellar groove with transposed upper eyelid fat. Ophthal Plast Reconstr Surg. 2013;29:220-4.
7. Goldberg RA, et al. Eyelid anatomy revisited. Dynamic high-resolution magnetic resonance images of Whitnall's ligament and upper eyelid structures with the use of a surface coil. Arch Ophthalmol. 1992;110:1598-600.
8. Morley AM, et al. Use of hyaluronic acid gel for upper eyelid filling and contouring. Ophthal Plast Reconstr Surg. 2009;25:440-4.
9. Lambros V. Volumizing the brow with hyaluronic acid fillers. Aesthet Surg J. 2009;29:174-9.
10. Collar RM, et al. Adjunctive fat grafting to the upper lid and brow. Clin Plast Surg. 2013;40:191-9.
11. Lam VB, et al. The brow-eyelid continuum: An anatomic perspective. Clin Plast Surg. 2013;40:1-19.
12. Pottier Francoise, et al. Aging of orbicularis oculi: anatomophysiologic consideration in upper blepharoplasty. Arch Facial Plast Surg. 2008;10(5):346-9.
13. Erdogmus Senem, et al. Anatomy of the supraorbital region and the evaluation of it for the reconstruction of facial defects. J Craniofac Surg. 2007;18:104-12.
14. Ugur MB, et al. A reliable surface landmark for localizing supratrochlear artery: Medial canthus. Otolaryngol Head Neck Surg. 2008;138:162-5.
15. Goldberg RA. The three periorbital hollows: a paradigm for periorbital rejuvenation. Plast Reconstr Surg. 2005;116:1796-804.
16. Putterman AM. Facial anatomy of the eyelids (Letter). Plast Reconstr Surg. 2004;113:1871-2.
17. Doubt G, et al. Surgical anatomy relevant to the transpalpebral subperiosteal elevation of the midface. Aesthet Surg J. 2015;35(4):353.
18. Mendelson BC, et al. Surgical anatomy of the midcheek: facial layers, spaces, and the mid cheek segments. Clin Plastic Surg. 2008;35:395.
19. Kpodzo DS, et al. Malar mounds and festoons: review of current management. Aesthet Surg J. 2014;34(2):235.
20. Yousuf S, et al. A review of the gross anatomy, functions, pathology, and clinical uses of the buccal fat pad. Surg Radiol Anat. 2013;32:427-36.

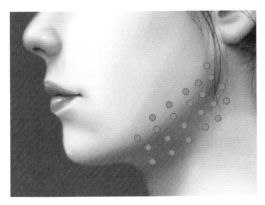

图5.103　使用肉毒毒素娜菲提提打法提升下颌缘。蓝点为肉毒毒素注射点

21. Zhang HM, et al. Anatomical structure of the buccal fat pad and its clinical adaptations. Plast Reconstr Surg. 2002;109:2509−18:discussion 2519.

22. Pessa JE, Rohrich RJ. The cheek in: facial topography: clinical anatomy of the face. St. Louis: Quality Medical Publishing;2012. p. 47−93.

23. Pessa JE, et al. Concertina effect and facial aging: nonlinear aspects of youthfulness and skeletal remodeling, and why, perhaps, infants have jowls. Plast Reconstr Surg. 1999;103:635−44.

24. Pilsl U, et al. Anatomy of the cheek: implications for soft tissue augmentation. Dermatol Surg. 2012;38:1254−62.

25. Swanson E. Malar augmentation assessed by magnetic resonance imaging in patients after face lift and fat injection. Plast Reconstr Surg. 2011;127:2057−65.

26. Gosain AK, et al. A volumetric analysis of soft-tissue changes in the aging midface using high-resolution MRI: implications for facial rejuvenation. Plast Reconstr Surg. 2005;115:1143−52. (discussion 1153−5).

27. Mendelson BC, et al. Surgical anatomy of the midcheek and malar mounds. Plast Reconstr Surg. 2002;110:885−96. (discussion 897).

28. Wang Wenjin, et al. Facial contouring by targeted restoration of facial fat compartment volume: The midface. Plast Reconstr Surg. 2017;139:563.

29. Wan D, et al. The differing adipocyte morphologies of deep versus superficial midfacial compartments: a cadaveric study. Plast Reconstr Surg. 2013;133:615e−25e.

30. Schaverien MV, et al. Vascularized membranes determine the anatomical boundaries of the subcutaneous fat compartments. Plast Reconstr Surg. 2009;123:695−700.

31. Pessa JE, et al. The malar septum: the anatomic basis of malar mounds and malar edema. Aesthet Surg J. 1997;17:11−7.

32. Lin TM, et al. Application of microautologous fat transplantation in the correction of sunken upper eyelid. Plast Reconstr Surg Glob Open. 2014;2:e259.

33. Liew S. Nonsurgical volumetric upper periorbital rejuvenation: a plastic surgeon's perspective. Aesthetic Plast Surg. 2011;35:319.

34. Park SK, et al. Correction of superior sulcus deformity with orbital fat anatomic repositioning and fat graft applied to retro-orbicularis oculi fat for Asian eyelids. Aesthetic Plast Surg. 2011;35:162.

35. Lambros V. Observations on periorbital and midface aging. Plast Reconstr Surg. 2007;120:1367−76. (discussion 1377).

36. Mendelson BC, et al. Surgical anatomy of the midcheek and malar mounds. Plast Reconstr Surg. 2002;110:885.

37. Rohrich RJ, et al. The anatomy of suborbicularis fat: implications for periorbital rejuvenation. Plast Reconstr Surg. 2009;124:946−51.

38. Surek Christopher K, et al. Deep pyriform space: anatomical clarifications and clinical implications. Plast Reconstr Surg. 2016;138:59−64.

39. Zufferey J. Anatomic variations of the nasolabial fold. Plast Reconstr Surg. 1992;89:225−31.

40. Gardetto A, et al. Does a superficial musculoaponeurotic system exist in the face and neck? An anatomical study by the tissue plastination technique. Plast Reconstr Surg. 2003;111(2):664−72.

41. Gosain AK, et al. Surgical anatomy of the SMAS: a reinvestigation. Plast Reconstr Surg. 1993;92:1254−63.

42. Lucarelli MJ, et al. The anatomy of midfacial ptosis. Ophthal Plast Reconstr Surg. 2000;16:7−22.

43. Zadoo VP, et al. Biological arches and changes to the curvilinear form of the aging maxilla. Plast Reconstr Surg. 2000;106:460−6.

44. Pessa JE, et al. Variability of the midfacial muscles: analysis of 50 hemifacial cadaver dissections. Plast Reconstr Surg. 1998;102:1888−93.

45. Hastein ME, et al. Midfacial rejuvenation. Springer;2012.

46. Beer GM, et al. The causes of the nasolabial crease: a histomorphological study. Clin Anat. 2013;26:196−203.

47. Ezure T, et al. Involvement of upper cheek sagging in nasolabial fold formation. Skin Res Technol. 2012;18:259−64.

48. Park SH, et al. Sudden unilateral visual loss after autologous fat injection into the nasolabial fold. Clin Ophthalmol. 2008;2:679−83.

49. Cohen JL, et al. Anatomic considerations for soft tissue augmentation of the face. J Drugs Dermatol. 2009;8:13−6.

50. Mitz V, Peyronie M. The superficial musculoaponeurotic system (SMAS) in the parotid and cheek area. Plast Reconstr Surg. 1976;77:17−24.

51. Cotofana Sabastian, et al. Midface: clinical anatomy and regional approaches with injectable fillers. Plast Reconstr Surg. 2015;136:219S.

52. Rohrich RJ, et al. The youthful cheek and the deep medial fat compartment. Plast Reconstr Surg. 2008;121:2107−12.

53. Gierloff M, et al. The subcutaneous fat compartments in relation to aesthetically important facial folds and rhytides. J Plast Reconstr Aesthet Surg. 2012;65:1292−7.

54. Yousif NJ, et al. The nasolabial fold: an anatomic and histologic reappraisal. Plast Reconstr Surg. 1994;93:60.

55. Rubin LR, et al. Anatomy of the nasolabial fold: the keystone of the smiling mechanism. Plast Reconstr Surg. 1989;83:1.

56. Park TH, Seo SW, Kim JK, Chang CH. Clinical experience with hyaluronic acid-filler complications. J Plastic Reconstr Aesthet Surg JPRAS. 2011;64 (7):892−6.

57. Geronemus RG, Bank DE, Hardas B, Shamban A, Weichman BM, Murphy DK. Safety and effectiveness of VYC-15L, a hyaluronic acid filler for lip and perioral enhancement: one-year results from a randomized, controlled study. Dermatol Surg. 2017;43 (3):396−404 Official publication for American Society for Dermatologic Surgery [et al].

58. Pascali M, Quarato D, Carinci F. Filling procedures for lip and perioral rejuvenation: a systematic review. Rejuvenation Res. 2018.

59. Sahan A, Funda T. Four-point injection technique for lip augmentation. Acta dermatovenerologica Alpina, Pannonica, et Adriatica. 2018;27(2):71−73.

60. Yazdanparast T, Samadi A, Hasanzadeh H, Nasrollahi SA, Firooz A, Kashani MN. Assessment of the efficacy and safety of hyaluronic acid gel injection in the restoration of fullness of the upper lips. J Cutan Aesthet Surg. 2017;10(2):101−5.

61. Park TH. Comment on Grippaudo et al.: Radiolabelled white blood cell scintigraphy in the work-up of dermal filler complications. Eur J Nucl Med Mol Imaging. 2013;40(5):790−791.

62. Park TH, Seo SW, Kim JK, Chang CH. Clinical experience with polymethylmethacrylate microsphere filler complications. Aesthet Plast Surg. 2012;36(2):421−6.

63. Park TH, Seo SW, Kim JK, Chang CH. Clinical outcome in a series of 173 cases of foreign body granuloma: improved outcomes with a novel surgical technique. J Plastic Reconstr Aesthet Surg JPRAS. 2012;65(1):29−34.

64. Park TH, Yeo KK, Seo SW, et al. Clinical experience with complications of hand rejuvenation. J Plastic Reconstr Aesthet Surg JPRAS. 2012;65(12):1627−31.

65. Pinar YA, et al. Anatomic study of the blood supply of perioral region. Clin Anat. 2005;18:330−9.

66. Mendelson BC, et al. Surgical anatomy of the lower face: the premasseter space, the jowl, and the labiomandibular fold. Aesthet Plast Surg. 2008;32:185−95.

67. Braz Andre, et al. Lower face: clinical anatomy and regional approaches with injectable fillers. Plast Reconstr Surg. 2015;136:235S.

68. Pessa JE, Rohrich RJ. The lips and chin. in: facial topography: clinical anatomy of the face. St. Louis: Quality Medical Publishing; 2012. p. 251−91.

69. Reece EM, et al. The aesthetic jaw line: management of the aging jowl. Aesthet Surg J. 2008;28:668−74.

70. Hazani R, et al. Bony anatomic landmarks to avoid injury to the marginal mandibular nerve. Aesthet Surg J. 2011;31:286−9.

71. Rohrich RJ, Pessa JE. The anatomy and clinical implications of perioral submuscular fat. Plast Reconstr Surg. 2009;124:266−71.

72. Hur MS, et al. Morphology of the mentalis muscle and its relationship with the orbicularis oris and incisivus labii inferioris muscles. J Craniofac Surg. 2013;24:602−4.

73. Reece EM, et al. The mandibular septum: Anatomical observations of the jowls in aging-implications for facial rejuvenation. Plast Reconstr Surg. 2008;121:1414−20.

74. Romo T, et al. Chin and prejowl augmentation in the management of the aging jawline. Facial Plast Surg. 2005;21:38−46.

75. Dallara JM, et al. Calcium hydroxylapatite for jawline rejuvenation: Consensus recommendations. J Cosmet Dermatol. 2014;13:3−14.

76. Pezeshk RA, et al. Role of autologous fat transfer to the superficial fat compartments for perioral rejuvenation. Plast Reconstr Surg. 2015;136:301e−9e.

77. Iblher N, et al. The aging perioral region: Do we really know what is happening? J Nutr Health Aging. 2012;16:581−5.

78. Cacou C, et al. Patterns of coordinated lower facial muscle function and their importance in facial reanimation. Br J Plast Surg. 1996;49:274.

79. Shim KS, et al. An anatomical study of the insertion of the zygomaticus major muscle in humans focused on the muscle arrangement at the corner of the mouth. Plast Reconstr Surg. 2008;121:466−73.

80. Cotofana S, Mian A, Sykes JM, Redka-Swoboda W, Ladinger A, Pavicic T, et al. An update on the anatomy of the forehead compartments. Plast Reconstr Surg. 2017;139(4):864e−72e.

81. Janis JE, Ghavami A, Lemmon JA, Leedy JE, Guyuron B. Anatomy of the corrugator supercilii muscle: part I. Corrugator topography. Plastic Reconstr Surg. 2007;120(6):1647−53.

82. Hwang K. Surgical anatomy of the facial nerve relating to facial rejuvenation surgery. J Craniofacial Surg. 2014;25(4):1476−81.

83. Ugur M, Savranlar A, Uzun L, Kucuker H, Cinar F. A reliable surface landmark for localizing supratrochlear artery: medial canthus. Otolaryngol Head Neck Surg. 2008;138(2):162−5.

84. Costin BR, Plesec TP, Sakolsatayadorn N, Rubinstein TJ, McBride JM, Perry JD. Anatomy and histology of the frontalis muscle. Ophthalmic Plast Reconstr Surg. 2015;31(1):66−72.

85. Janis JE, Ghavami A, Lemmon JA, Leedy JE, Guyuron B. The anatomy of the corrugator supercilii muscle: part II. Supraorbital nerve branching patterns. Plastic Reconstr Surg. 2008;121(1), 233−40.

86. Anatomy of the Supraorbital Region and the Evaluation of it for the Reconstructionof Facial Defects. Anatomy of the Supraorbital Region andthe Evaluation of it for the Reconstructionof Facial Defects, 2007. p. 1−9.

87. Huang R-L, Xie Y, Wang W, Herrler T, Zhou J, Zhao P, et al. Anatomical study of temporal fat compartments and its clinical application for temporal fat grafting. Aesthet Surg J. 2017;37(8):855−62.

88. Trussler AP, Stephan P, Hatef D, Schaverien M, Meade R, Barton FE. The frontal branch of the facial nerve across the zygomatic arch: anatomical relevance of the High-SMAS technique. Plast Reconstr Surg. 2010;125(4):1221−9.

89. Agarwal CA, Mendenhall SD III, Foreman KB, Owsley JQ. The course of the frontal branch of the facial nerve in relation to fascial planes: an anatomic study. Plast Reconstr Surg. 2010;125(2):532−7.

90. CosmeticSurgical Anatomy of the Ligamentous Attachments in the Temple and Periorbital Regions. CosmeticSurgical Anatomy of the Ligamentous Attachments in the Temple and Periorbital Regions, 2000. p. 1−16.

91. Clinical Implications of the Middle Temporal Vein With Regard to Temporal Fossa Augmentation. Clinical Implications of the Middle Temporal Vein With Regard to Temporal Fossa Augmentation, 2014. p. 1−6.

92. Matic DB, Kim S. Temporal hollowing following coronal incision: a prospective, randomize, controlled triald. Plastic Reconstr Surg. 2008;121(6):379e−85e.

93. O'Brien JX, Ashton MW, Rozen WM, Ross R, Mendelson BC. New perspectives on the surgical anatomy and nomenclature of the temporal region. Plastic Reconstr Surg. 2013;131(3):510−22.

94. Anatomic Studies The Anatomy of Temporal Hollowing: The Superficial Temporal Fat Pad. Anatomic Studies The Anatomy of Temporal Hollowing: The Superficial Temporal Fat Pad, 2005. p. 1−4.

6 注射填充的并发症

6.1 并发症的类型和治疗

随着注射填充的流行,并发症的发生率在升高,其类型也越来越多样化。在注射填充普及之前,报道的并发症一般只有非正规操作引起的异物反应和肉芽肿。当注射填充越来越普遍之后,开始出现由血管栓塞引起的皮肤坏死和致盲等并发症。

除了上述致命的并发症外,还有一些轻微的并发症,比如淤青、红斑、水肿、软组织感染、色素沉着、过度矫正、结节和移位。

填充导致的大部分血管并发症都是医源性的。因此,为了预防这些并发症,必须了解填充剂的性质、各种注射技术以及面部的解剖(特别是血管解剖)。

注射填充的并发症可根据发生时间分为早期并发症和晚期并发症(表6.1)。并发症的预防是首要任务,但最重要的是一旦发生能够及时发现并进行治疗。最好能够了解什么时间可能发生什么并发症,并掌握适当的治疗方法。其中,血管并发症将在章节6.2中专门讨论。

6.1.1 淤青和血肿

淤青和血肿是注射填充术后最常见的并发症,可于术后即刻发生或术后几天内发生,不管注射哪种类型的填充剂都可能发生。

如果真皮下注射时血管受到损伤,注射完毕后就会即刻出现淤青。骨膜表面注射会减少淤青的发生,但也不能百分之百避免。如果在深层或中间层(皮下层或骨膜上层)注射时损伤到血管,注射完毕后不会立即出现淤青,因此通常不用进行压迫。但是血肿会缓慢形成,后期才能发现。

注射完毕后即使发现轻微的出血,也要进行适当的压迫,这样才能减轻淤青和血肿。如果患者平时服用抗凝类药物,治疗前几天或1周应停用。

与淤青和血肿相关的因素

- 针头的大小。
- 注射深度。
- 患者相关因素(年龄、药物、肝病)。
- 药物(阿司匹林、华法林、非甾体抗炎药、维生素E、鱼油等)。

如何在注射过程中减少淤青和血肿的发生

- 治疗前和治疗后冰敷,以收缩血管。
- 用含有肾上腺素的利多卡因进行局部麻醉。
- 注射动作要缓慢、轻柔。
- 在注射过程中,当用钝针进行皮下剥离后,皮肤可能会肿胀。如果在注射填充剂前就出现了明显的肿胀,则可能是由于血管损伤形成了血

表 6.1　注射填充并发症的发生时间和类型

早期并发症（注射填充后 2 周内出现）	晚期并发症（注射填充后 2 周~1 年出现）
淤青、血肿	毛细血管扩张
水肿	炎症后色素沉着（PIH）
疼痛	结节
红斑	肉芽肿
肿块	填充剂移位
感染	慢性感染

肿。在这种情况下，需要立即拔出钝针，并充分压迫。即使按压 5 分钟后局部不再肿胀，也建议推迟治疗。

6.1.2　水肿

注射完毕后出现短暂的肿胀是正常的，通常在两三天后自行消退。有些填充剂由于吸水能力较强，水肿可能比较严重，建议治疗前告知患者。

注射过程中由血管损伤引起的血肿需要与治疗后的水肿相鉴别。血肿通常发生于单侧，在治疗后几分钟或几小时内出现。

如果治疗过程中用钝针进行了广泛的剥离，就可能出现严重的水肿。为了防止出现这种情况，治疗中应避免过度剥离，治疗后进行适当的压迫。例如，在额部治疗时如果帽状腱膜下剥离范围广的话，则治疗后需要用弹性绷带加压包扎，以减轻水肿。

填充剂的保水性

根据填充剂的特性，有些填充剂注射后可能会导致更严重的水肿。因此，最好事先了解所用填充剂的性质，并向患者解释可能产生的肿胀情况。

迟发性过敏反应

迟发性过敏反应可在填充后几天或几个月内发生，表现为严重的水肿、红斑，有时会伴有瘙痒和疼痛。过敏反应可出现在填充剂注射的部位，也可出现在填充剂溶解后的部位。

- 治疗方法如下。
  - 口服糖皮质激素（抗组胺药无效）。
  - 如果使用的是透明质酸，可用透明质酸酶溶解。只有当填充剂彻底溶解后，症状才能消失。
  - 如果使用的不是透明质酸，可通过手术取出填充剂。
  - 如果触及坚硬的结节，可注射经过稀释的曲安奈德或 5-FU。

6.1.3　红斑

轻度红斑一般会在填充结束后立即在治疗区出现，数天后消退。

注射后数天或数周可出现弥漫性红斑，呈圆形或椭圆形。这种迟发性弥漫性红斑更容易发生在浅层注射后，或者皮肤与骨膜之间组织较薄的区域。这是因为作为一种代偿机制，由于压力的作用，组织中的新生毛细血管增加。

在这种情况下，可用去红激光治疗。不建议长期使用糖皮质激素软膏，因为它会引起毛细血管扩张，使症状恶化。

鉴别诊断

- 即将发生的组织坏死。

识别即将发生坏死的红斑非常重要，这种情况在注射后 1~3 天出现。组织即将坏死时出现的红斑呈红色或浅紫色花斑状，需要紧急处理。

- 软组织感染。

软组织感染一般发生于治疗后 2 ~ 3 天。红斑的中心为暗红色，向外周逐渐变浅，通常出现于单侧，伴随灼热感和水肿。这种情况需要抗生素治疗。

6.1.4 炎症后色素沉着

注射填充后，有时会在进针点处出现炎症性色素沉着。

特别是 Fitzpatrick Ⅳ ~ Ⅴ 型皮肤更容易发生这种情况。为了防止这种情况出现，可减少进针点的数量。穿刺皮肤时，建议使用细小的针头。

治疗

- 增白剂（对苯二酚）。
- 激光处理：调 Q Nd：Yag 1064 nm 激光，皮秒 Nd：Yag 1064 nm 激光。

6.1.5 结节和肉芽肿

过去，结节和肉芽肿被认为不属于同一种类型。

结节本身是填充剂，透过皮肤可触摸到，体积较小，没有炎症，是技术失误造成的。肉芽肿较大，与炎症相关，一般认为是注射填充的并发症或感染造成的。

然而，结节是临床诊断，肉芽肿是组织学诊断，所以笔者认为这种分类是不合适的。

因此，笔者将注射填充后晚期或迟发性可触及的肿块定义为结节。结节的产生有多种原因，可能由填充剂本身的问题引起，也可能与感染或生物膜有关。

严重的病例，其组织炎症很重，组织学发现有多核巨细胞形成的肉芽肿，后者被称为异物肉芽肿。

异物肉芽肿的形成机制如下：当人体的免疫系统将异物识别为危险物质时，巨噬细胞就开始吞噬异物。然而，当异物体积过大，巨噬细胞无法吞噬时，巨噬细胞会融合形成多核巨细胞。这些细胞将异物包围起来，使异物与周围组织分开。病理学检查中发现的这些被多核巨细胞包围的炎性组织被称为异物肉芽肿。

透明质酸是一种存在于人体内的物质。不单单是人类，动物和细菌体内的透明质酸在分子结构上也与人体内的透明质酸没有差异。所以，即使制造透明质酸的原料来自细菌，而不是人类，也不会出现免疫排斥反应。注射后出现异物反应主要是因为生产过程，而不是由于透明质酸本身。当应用的产品质量欠佳，或者交联剂 BDDE 和其他蛋白残留较多，或者内毒素含量较高时，就可能引起严重的免疫反应。

所用的产品即使在临床上已使用了很长时间，被证实是安全的，也可能引起迟发性免疫反应。

6.1.6 感染

当填充治疗后 2 ~ 3 天注射部位出现水肿、发红和烧灼感时，应怀疑是否出现了感染。

预防

- 对治疗区域进行彻底消毒。
- 治疗过程中须戴上已消毒的手套。
- 治疗后须口服抗生素。

治疗

- 口服抗生素。推荐的经验性抗生素治疗方法如下。
  - 阿莫西林 + 克拉维酸。
  - 头孢氨苄。
  - 环丙沙星 750 mg，每天 2 次，服用 1 周（患者对青霉素过敏时使用）。

- 一旦确诊，避免按摩，防止炎症扩散到周围组织。
- 如果口服抗生素后病情没有改善，并持续较长时间，应该怀疑可能存在脓肿。切开引流后，应对脓液进行培养，并给予敏感的抗生素治疗。如果怀疑有炎性结节，而不是脓肿，给予经验性抗生素治疗。推荐的经验性抗生素治疗方法如下。
  - 克拉霉素 500 mg+ 莫西沙星 400 mg，每天 2 次，治疗 10 天。
  - 环丙沙星 500 ~ 750 mg，每天 2 次，治疗 2 ~ 4 周。
  - 米诺环素 100 mg，每天 1 次，治疗 6 个月。

与疱疹的鉴别诊断

对免疫力低下的患者进行面部填充有可能导致疱疹的复发。一开始局部出现刺痛，最终发展成水疱并结痂。

水疱型疱疹需要与皮肤坏死相鉴别。在皮肤坏死的情况下，皮肤的颜色首先出现花斑样改变。

如果患者有疱疹感染史或频繁复发，可考虑采取预防性抗病毒治疗。

预防性治疗：伐昔洛韦 500 mg，每天 2 次，连续 3 天。

抗病毒治疗：伐昔洛韦 2000 mg，每天 2 次，使用 1 天。

与迟发性过敏反应的鉴别诊断

迟发性过敏反应会伴有瘙痒、水肿、弥漫性红斑，但无烧灼感。

6.2 血管并发症的治疗和预防

6.2.1 血管并发症的机制和分类

注射填充造成的血管并发症的发生率呈上升趋势。血管并发症的形成有 2 个主要原因：血管外压迫和血管内栓塞（表 6.2）。

6.2.1.1 血管外压迫

如果注射的填充剂压迫邻近动脉，就会出现缓慢的组织缺血，并可能发生皮肤坏死。当填充剂压迫静脉时，就会发生静脉淤血，导致与之相连的动脉供氧减少，最终皮肤发生缓慢坏死。

6.2.1.2 血管内栓塞

如果填充剂被不小心注射到血管内，就会形成栓子，造成血管堵塞，组织得不到血氧供应，造成致命的并发症。

如果堵塞颈外动脉的分支，即使堵塞的血管与周围动脉有吻合支，也会由于血液供应不足，出现皮肤坏死。

如果动脉的终末支被阻塞，在注射后几分钟内就会出现栓塞症状。如果不立即采取治疗措施，就会发生不可逆的损伤。如果堵塞视网膜动脉或其分支，可能会出现失明或眼球运动障碍。如果大脑动脉的分支被阻塞，会出现脑梗死。

如果注射到静脉内，可出现肺栓塞。

6.2.1.3 常见的发生部位

近年来在注射填充流行之前就有皮肤坏死的报

表6.2 血管并发症的类型

受累血管	血管外压迫	血管内栓塞
动脉	皮肤坏死	皮肤坏死
		失明
		脑梗死
静脉	皮肤坏死	肺栓塞

道。早期报道的皮肤坏死主要发生于鼻和鼻唇沟，因为填充治疗主要在这两个部位进行。然而近年来，随着注射填充被应用于整个面部，报道的皮肤坏死也出现在其他部位，如额部和眉间。

最近有报道称，在额部和眉间注射，不小心将填充剂注入滑车上动脉、眶上动脉或鼻背动脉内而导致失明，这些动脉都与视网膜中央动脉相连（见章节 6.2.3）。填充剂注入与上述血管相连的其他血管也可能导致失明。

肺栓塞很少有报道，最有可能发生在颞部注射时。该区域有哨兵静脉和颞中静脉，这是面部最粗的两根静脉。

由于面部血管彼此相连，皮肤坏死、失明、肺栓塞可发生于在面部任何部位注射填充时，因此应时刻注意。

6.2.2 皮肤坏死

6.2.2.1 皮肤坏死的诱因

• 皮肤厚度。

皮肤较厚的区域比皮肤较薄的区域更容易因血管外压迫而坏死。如果皮肤和骨膜之间的间隙很小，血管就更有可能被填充剂压迫。

例如，在鼻尖，皮肤和软骨之间的空间很小，如果注射了大量的填充剂，动脉就可能受到压迫，皮肤坏死更容易发生。特别是如果动脉没有与周围血管相吻合，发生坏死的可能性更大。

• 注射技巧。

在一个间隙内过量注射填充剂会导致填充剂压迫血管。

• 注射平面。

注射到血管丰富的皮下脂肪层比注射到骨膜表面更容易造成血管受压迫或血管损伤。

• 填充剂 / 脂肪注射的治疗史。

如果有脂肪移植、注射填充或面部手术治疗史，那么填充的部位会发生纤维化，导致组织柔韧

性降低，血管活动性减弱。这就增加了血管外压迫和血管损伤的可能性，所以必须小心。

6.2.2.2 影响皮肤坏死预后的因素

• 血管堵塞的程度。

血管内栓塞引起的皮肤坏死范围要比血管外压迫引起的皮肤坏死范围大得多。

• 血管直径。

主要动脉栓塞引起的皮肤坏死要比周围动脉栓塞引起的皮肤坏死范围大得多。

• 与邻近动脉吻合的情况。

在血管内栓塞或血管外压迫的情况下，后期恢复的程度取决于与邻近血管吻合的情况。皮肤坏死可以通过来自邻近血管的血液流动而逆转。但是，在没有邻近血管的情况下，缺乏血液供应会导致更严重的后果，使康复变得困难。

6.2.2.3 皮肤坏死的症状

皮肤坏死的症状各不相同，治疗皮肤坏死的方法也各不相同，预后情况取决于发现和实施干预的时机。因此，准确了解皮肤坏死每个阶段出现的症状很重要，这样才能正确治疗。每个阶段的症状如下。

急性坏死期

这是皮肤痂皮形成之前的阶段。当血管部分发生阻塞时，病情进展缓慢。注射后 2 ~ 3 天开始出现症状，皮肤颜色变紫，呈花斑样，伴有疼痛和水肿。如果症状轻微，病情就不会发展到下一阶段，会很快愈合，不留后遗症。如果病情进展到下一阶段，就会出现感染性脓疱，导致轻度结痂。

然而，在完全堵塞（严重坏死）的情况下，急性坏死期会很快过去，出现大范围的感染，形成大量结痂。焦痂脱落后，通常形成萎缩性瘢痕。如果急性坏死期只持续 1 天的时间，皮肤颜色变化范围广的话，需要尽快施行紧急治疗。

皮肤坏死期

如果在急性坏死期，缺血状态一直得不到缓解，皮肤的屏障功能就会遭到破坏，导致皮肤抵抗细菌的能力减弱。皮肤开始出现脓疱，伴有疼痛和水肿。

随着病情的进展，脓疱破裂，进一步发展成溃疡。

瘢痕形成期

一旦感染痊愈，大面积结痂脱落，皮肤可能会出现缺损，并伴有红色瘢痕形成。

6.2.2.4 皮肤坏死的治疗（表6.3）

• 减压。

皮肤坏死的严重程度不同，症状也不同。如果坏死区域较大，患者通常在1~2天内出现症状。如果坏死区域较小，则患者在2~3天后出现症状。首先需要减压，以消除血管压迫。因为填充剂或水肿压迫血管，氧气便无法到达缺血处的组织。

如果填充后皮肤颜色很快发生改变，怀疑出现皮肤坏死的症状时，可尝试通过按摩来分散填充剂，减轻相应间隙内的压力，改善血液循环。如果用的是透明质酸，可用透明质酸酶溶解后，再进行按摩。

– 穿刺引流。

如果注射的层次在浅层或中层，而不是在深层的话，最直接的减压方法是切开并使填充剂排出。非透明质酸填充剂没有特效溶解剂，因此常用这种方法减压，可在注射后即刻或坏死的早期施行。如果几天后皮肤出现结痂，则不建议再采用这种方法。

在皮肤屏障受损的部位过度进行操作会损伤皮肤。

如果填充剂被注入深层，可以尝试用大口径针头在负压下进行抽吸。

– 热敷和按摩。

如果怀疑被填充剂压迫的血管处于狭窄的间隙内，在填充剂表面进行按压、滚动按摩有助于

表6.3 皮肤坏死各阶段的症状和治疗方法

皮肤坏死的分期	症状	治疗方法
急性坏死期（缺血状态）	花斑样改变	・减压 　– 透明质酸酶 　– 穿刺、引流 　– 热敷 ・改善血液循环 　– 静脉注射 PGE1（血管舒张剂） 　– 高压氧 　– 阿司匹林
	颜色发紫	
	疼痛、水肿	
皮肤坏死期（感染，创面愈合状态）	脓疱	・控制感染 　– 口服抗生素 　– 清除脓疱 ・湿敷 　– 抗生素纱布 ・生长因子 　– 表皮生长因子（EGF）、多聚脱氧核苷酸（PDRN）、富血小板血浆（PRP）、干细胞
	结痂	
瘢痕形成期（皮肤缺损）	发红	・瘢痕治疗 　– 去红激光 　– 点阵激光 ・皮肤移植
	凹陷性瘢痕	

减压。

用湿纱布（温水或生理盐水溶液浸湿）按摩也有助于扩张血管。

羟基磷灰石钙（CaHA）对透明质酸酶没有反应，可在注射利多卡因或生理盐水后，通过按摩将其压碎。

按摩时要小心，因为会损伤脆弱的血管。这种方法对严重的皮肤感染或结痂无益。

– 透明质酸酶。

如果填充剂是透明质酸，可以用透明质酸酶溶解来减压。同时需要按摩，因为透明质酸酶是一种聚合物，它不能渗透到填充剂内。按摩可增加透明质酸酶与填充剂的接触面积，从而发挥透明质酸酶的功能。

根据文献报道，透明质酸酶可以穿透血管壁，溶解血管内的透明质酸。因此，即使只怀疑存在血管内栓塞，也应积极地将透明质酸酶注射到填充部位。

• 改善血液循环

早期减压后，还需要改善局部的血液循环。

– PGE1（血管舒张剂）

静脉注射血管舒张剂已广泛用于治疗压疮和组织坏死，因此它也可以用于治疗注射填充后的组织坏死。将 PGE1（前列地尔 5 µg）加入 500 ml 生理盐水中，在 2 小时内缓慢输注。如果输得太快，患者会出现头痛。连续输注 3~5 天，直到临床症状改善。

– 阿司匹林。

阿司匹林能降低血液黏稠度，有助于增加狭窄血管的血流量。

当填充剂被注射到血管内之后，血凝块和填充剂会引起组织缺血，阿司匹林有助于抑制缺血的发展过程。

• 控制感染和应用生长因子。

– 控制感染。

如果注射填充后出现急性坏死，但皮肤只是出现颜色变化，可口服抗生素治疗。如果皮肤出现颜色变化的同时，还出现脓疱，应将脓疱清除。脓疱去除后，应用抗生素纱布湿敷，这样可以减少皮肤结痂。如果感染的皮肤变干，不仅会形成结痂，而且后期会形成瘢痕。

– 生长因子。

在皮肤坏死后创面愈合过程中应用或注射生长因子可能有助于恢复。最常用的生长因子是EGF、PDRN 和干细胞。注射时要注意避免出血。如果皮肤有结痂或难以直接注射到创面，可以尝试注射到创面边缘。

• 治疗瘢痕。

在皮肤坏死阶段进行适当的治疗，可以减少皮肤结痂，减轻瘢痕的形成。然而，如果感染严重，或创面没得到正确的治疗，就会留下大面积的永久性瘢痕。瘢痕一旦形成，医生和患者都会心情沮丧。结痂脱落后即刻看到的皮肤凹陷意味着创面仍在愈合过程中，应用生长因子有助于皮肤再生。点阵激光也有助于治疗，严重的病例也可能需要植皮。

6.2.2.5　及早发现和及时治疗的小贴士

如果医生和患者以前都没有见过皮肤坏死的情况，他们可能就不清楚如何发现、诊断和治疗。填充后的第二天，医务人员必须给患者打电话让其来复诊。如果血管堵塞严重，第二天就会出现症状。如果血管有堵塞但不严重，第二天可能只出现轻微的疼痛或水肿，皮肤颜色不会出现变化。在这种情况下，与皮肤感染的鉴别诊断是必要的，建议在2~3 天后检查皮肤颜色是否有花斑样改变。

如果患者第二天主诉皮肤颜色改变或出现不适症状，应请患者即刻拍照并发给医务人员，并决定是否让患者来院复诊。

治疗皮肤坏死时应准备一个含有透明质酸酶和血管舒张剂的急救包。如果没有皮肤坏死的治疗经验或者没有准备急救包，最好有一个紧急救治网络，以便咨询或转诊患者。治疗皮肤坏死最重要的一点是及早发现和及时治疗。

如果是第一次遇到皮肤坏死的情况，往往会忽略填充后第1~2天的症状，只是将其认为是单纯的感染或轻微的症状，因此需要仔细加以鉴别（见章节6.1.3）。

6.2.3　失明

将填充剂注射到动脉内造成的最致命的并发症是失明。失明是由视网膜中央动脉栓塞引起的，几乎所有用于美容目的的注射都可能导致失明，如脂肪移植，注射透明质酸、聚左旋乳酸（PLLA）和羟基磷灰石钙（CaHA）。

发生机制

眼动脉有多个分支，如果填充剂被错误地注入血管中，逆流、堵塞其中的一个分支，就会导致失明。

填充剂回流主要通过滑车上动脉、眶上动脉进入眼动脉（来自颈内动脉），导致眼动脉的分支，比如视网膜中央动脉和睫后动脉等发生堵塞。

当注射方向与血流的方向相反，注射的压力超过动脉血压时，就会发生上述情况。当继续注射时，填充剂就会堵塞动脉的终末支，即刻就会出现复视和视野缺失。

如果出现这些症状，应该马上给眼科医生打电话。即使患者在眼科医院接受了专业的治疗，恢复情况也可能会因血管堵塞的程度而有所不同。

严重者可导致双眼完全失明或脑梗死。

急救治疗

在患者转到眼科医院之前，应尝试将视网膜中央动脉中的填充剂溶解。用钝针将透明质酸酶注射到球后间隙，透明质酸酶会进入视网膜动脉中并溶解透明质酸，使血流再通（见章节6.4）。

预防

为了避免将填充剂注射到血管内，建议注射层次在骨膜表面，此处血管较少。

使用钝针也不能保证绝对安全，除了透明质酸，其他填充剂在注射后也出现过血管栓塞并发症，如糖皮质激素、石蜡、硅油、牛胶原等。对透明质酸导致的失明病例，可使用透明质酸酶球后注射来溶解视网膜动脉中的栓子。这种方法在动物实验中被证实有效。

好发部位

失明最常发生于眉毛、额部、鼻部等眼动脉分布的部位的注射填充。由于颈内动脉和颈外动脉之间有交通支，所以面部其他部位（颞部、鼻唇沟、前颊、口周等）的注射填充也会导致眼部并发症。

6.2.4　肺栓塞

近来，失明和脑梗死被认为是注射填充最严重的并发症，这是由于填充剂或自体脂肪被注射到了动脉内。填充剂被注射到静脉内造成的严重并发症是肺栓塞。

根据文献报道，肺栓塞发生于面部自体脂肪或填充剂注射后，有时可导致死亡。

另外，也有外阴或阴道注射填充后引起肺栓塞的报道。

发生机制

注射填充引起的肺栓塞主要发生在颞部注射时，因为颞部有较粗的哨兵静脉和颞中静脉。哨兵静脉的直径大约为2 mm，颞中静脉的直径大约为5 mm。当填充剂被注射到这两条静脉后，形成的栓子会经由颞浅静脉依次进入颈外静脉、心脏、肺动脉，最终导致肺栓塞。

预防

为了预防颞部注射引起的肺栓塞，需要知道哨兵静脉和颞中静脉的深度和位置。哨兵静脉位于颞浅筋膜的浅层，也就是走行在皮下层，然后穿过颞浅筋膜和颞深筋膜，在颞深筋膜的浅层和深层之间汇入颞中静脉。

为了防止填充剂被注射到这些血管内，除了在皮下层进行填充外，还可以采取其他两种方法。

第一种方法是注射到浅层，注射的层次在颞浅筋膜和颞深筋膜之间，此处没有大的静脉走行。用钝针注射中等黏弹性的填充剂，少量注射既安全又有效。

第二种方法是注射到深层，注射到颞肌和骨膜之间。应用锐针和高黏弹性的填充剂注射。

很多医生倾向于注射到皮下层，因为担心深层注射的安全性，对注射层次也没有自信。但是由于哨兵静脉有很长一段走行在皮下层，无论用钝针还是锐针在皮下层进行注射都可能损伤哨兵静脉，引起出血。

因此，注射前需要知道哨兵静脉的位置和走行路径。

6.2.5　血管并发症的预防

6.2.5.1　减少血管并发症的注射技巧

注射填充引起的血管并发症可导致严重的后果，所以在面部治疗时需要小心、再小心。有几个小技巧可减少血管并发症的发生。

- 选择合适的工具（填充剂、注射器、钝针或锐针）。
- 掌握解剖结构。
- 少量缓慢注射，即撤出→重新插入注射针头→重新回抽进行检查→退针注射（"4R"）。
- 感受注射的力量和阻力。
- 观察患者的反应（有无剧烈的疼痛、神经症状）。

选择合适的工具（填充剂、注射器、钝针或锐针）

一旦出现并发症，能够被溶解的填充剂只有透明质酸，所以初学者为了安全起见，应该从注射透明质酸入手。

透明质酸的黏性会影响注射的压力和治疗的精确性，因此选择黏弹性合适的透明质酸非常重要。如果注射时需要的压力太大的话，初学者的手往往会出现晃动。在这种情况下，可选择黏性低一等级的透明质酸，以防止误注入其他间隙内。

注射器的管腔越粗，注射所需的压力越大，建议初学者应用小一些的注射器进行注射。直径小、长度长的钝针也会增加注射的压力，因此，应用短一些的合适的针头会减小注射所需的压力。

由于钝针和锐针的结构不同，建议根据治疗的部位和注射的深度正确选择。

至于是钝针好还是锐针好，哪种更有助于减少血管并发症的发生，目前还存在争议。本章后面的内容将对此进行讨论。

掌握解剖结构

与开放性手术不同，注射填充是在盲视下进行操作的，因此会有很大的可能造成组织或血管损伤，所以需要掌握皮下的解剖结构。与并发症最相关的解剖结构为血管（见章节3.1）。血管的走行不是二维的，而是三维的。换句话说，操作者不仅要掌握血管的走行路径，还要知道某个部位血管的深度。

面部的动脉包括来自颈外动脉的分支和来自颈内动脉的分支。失明发生于将填充剂注射到视网膜中央动脉后，而视网膜中央动脉是颈内动脉的分支。但颈内动脉和颈外动脉这两个动脉系统并不是完全分离的，而是彼此存在交通。即使填充剂被注射到颈外动脉的分支，形成的栓子也可以到达视网膜中央动脉（颈内动脉的分支），导致失明。因此，需要了解颈内动脉的位置及其相关的动脉。

治疗时避开引起血管并发症的相关血管位置，

并在没有血管分布的层次进行注射，是预防并发症的一个简单方法。骨膜表面由于分布的血管少，因此是通常推荐的注射层次。然而，由于常常存在解剖变异，操作者必须熟悉解剖知识和安全注射技术。

少量缓慢注射，即"4R"〔撤出（remove）、重新插入（reinsert）注射针头、重新回抽进行检查（recheck）、退针注射（retrograde injection）〕

在容易发生血管损伤的部位进行治疗时，笔者常常采用一系列方法来预防并发症的发生。当插入注射针后，先不立即注射。将注射针拔出，观察有无出血。接下来，通过同一个通道再次插入注射针。例如，在颞部注射填充时，先用一个短粗的针头（23～25 G）进行局部麻醉。注入麻醉药后，通道已经形成，将填充所用注射针从同一个通道插入。回抽以检查针头是否在血管内，若无回血则采用退针方法，少量、缓慢注射。

感受注射的力量和阻力

这里介绍一个检查是否将填充剂注射到正确部位以起到填充作用的方法。当将填充剂注射到组织内时，推注的力量要比体外推注的力量大。注射时用手来感受。用非注射手的示指在注射部位感受注射时的阻力。肉眼可发现局部体积逐渐变大。

如果注射针不在计划的注射位置，非注射手就不会感觉到填充时的阻力。这种情况一般发生于使用长而软的钝针时。这时需要停止注射，拔出注射针，重新插入正确的位置。

观察患者的反应（有无剧烈的疼痛、神经症状）

如果治疗部位麻醉得比较充分，注射过程中患者就不会感觉到疼痛。在局部麻醉状态下，如果患者感觉到剧烈疼痛，则血管或神经有可能受到损伤，需要变换注射方向。如果注射过程中或注射后即刻出现神经症状，则需要怀疑填充剂是否注射到

颈内动脉的分支内。停止注射后，需要继续观察是否存在其他症状。

如果治疗后几分钟内注射部位的皮肤发白，则需要考虑是肾上腺素引起血管收缩造成的，还是填充剂栓塞造成的。如果是麻醉造成的，那么麻醉部位会感觉到肿胀。如果不慎将填充剂注射到血管内，当针头穿破血管壁时，疼痛会非常剧烈，并伴随神经症状和皮肤发白。这时需要卧床观察30分钟。如果皮肤颜色变化的范围越来越大，则需要考虑血管并发症。如果皮肤颜色变化逐渐缓解，也没有出现其他症状，则可以认为是肾上腺素引起的血管收缩造成的。

对于以下一些存在争议的话题还需要进一步讨论。

- 注射前的回抽有用吗？
- 钝针和锐针，哪个更安全？
- 注射针的直径是否会影响到血管并发症的发生？

6.2.5.2 回抽试验（图6.1）

注射前的回抽是广泛应用的一种方法，然而缺乏有效性方面的证据。有以下几方面的因素需要考虑。

- 回抽所用的注射针的直径是多少？

回抽所用的注射针越粗，越容易抽到血液，反之亦然。当注射针较细时，回抽试验可能出现假阴性。这时即使注射针位于血管内，也不会出现血液回流。如果注射针中已经有填充剂，由于填充剂的黏性，回抽时血液也不会进入针头内。因此，注射针的直径越小，填充剂的黏性越大，则回抽试验的假阴性可能性越高。

- 即使注射针位于血管内，由于抽吸的负压作用，血管壁会黏附（堵塞）在针尖，也可能抽不到血液。
- 即使注射针并不在血管内，由于针头在到达注射层次之前损伤血管，针头的末端也会残留血液，造成抽吸时出现假阳性。

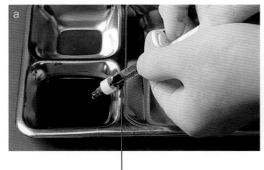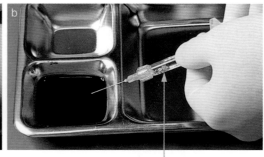

负压下抽出的血液　　　　　　　　　　　　　　　　负压下的真空状态

图 6.1　体外回抽试验。a. 注射器活塞回抽形成负压（Restylane Perlain 注射器连接 27 G/13 mm 的锐针），1 秒就可抽到血液；b. 注射器活塞回抽形成负压（Restylane Perlain 注射器连接 25 G/40 mm 的钝针），10 秒仍未抽到血液，这意味着试验出现假阴性

- 即使回抽试验阴性，注射时由于晃动，造成针头偏移，也会损伤血管。

即使存在上述情况，很多医生还是常规在注射前进行回抽试验，有时也确实能够回抽到血液。

迄今为止报道的文献也指出了回抽试验的有限性。

仔细研究这些发表的文献会发现，回抽时应用短粗的锐针要比钝针更有效。

不管怎样，还是建议在治疗有大血管分布的区域时，最好进行回抽。同时也建议在回抽试验阳性时，不管是不是真阳性，都要停止注射，并改变注射位置。

6.2.5.3　用锐针还是钝针？

过去有一种倾向认为，钝针造成血管损伤的危险性要比锐针小。然而根据报道血管并发症的文献，锐针造成的血管并发症的数量并不比钝针所致的多，有时钝针所致的血管并发症反而更多。目前关于这方面还有争议，需要进一步研究。

锐针和钝针的结构不同。锐针锐利而坚硬，钝针钝且容易弯曲。理论上，钝针不容易穿透血管，但是由于钝针可以弯曲，所以针尖有可能位于错误的层次或错误的位置。

例如，操作者原本想注射到骨膜层，锐针很容易准确达到骨膜层，然而，用钝针的话，由于其容易弯曲，有可能将填充剂注射到了其他层次，比如血管丰富的层次，而不是骨膜层。同时，由于普遍认为钝针比锐针安全，所以操作过程中可能相对疏忽，动作可能更粗暴。

尽管这样，对初学者来说，还是建议采用钝针。高年资医生可根据情况合理选择锐针和钝针。使用钝针时，尽可能选择短而硬的钝针。

6.2.5.4　注射针的直径

直径大的注射针穿透血管壁进入血管内的可能性较小，而细的注射针进入血管内的可能性较大。例如，30 G 的钝针相比 23 G 的钝针更容易穿透至血管内。

笔者建议深层注射时应用 23 G 的钝针，而真皮注射治疗皱纹时应用 25 ~ 27 G 的钝针，因为浅层的血管相对更细小。应用锐针大剂量注射时，建议用 23 ~ 25 G 的针头。而真皮注射治疗皱纹时，建议用 30 G 针头。

有人认为，细的钝针容易弯曲，注射过程中应该不容易穿透血管。这意味着粗的钝针更硬，更容易穿破血管。目前这方面还存在争议。

有人认为，如果注射针进入血管内，针头越细，推注的压力越高，填充剂会更快进入血管内，导致失明。这一点目前还未得到证实。目前流行的观点认为，填充的物质在血管内并不像子弹那样高速前行，而是呈一条线流向眼球。注射针的直径和注射压力与眼球并发症之间的关系还需要进一步的研究来阐明。

6.3 透明质酸酶的应用

6.3.1 透明质酸的代谢

为了正确应用透明质酸酶，首先需要了解透明质酸的代谢过程。透明质酸的半衰期为 24 ~ 48 小时，由于交联工艺，透明质酸填充剂在体内的维持时间较长。然而，根据经验，笔者发现透明质酸在面部不同部位和深度的维持时间不同。透明质酸的半衰期在面部真皮层较短，因为真皮层的透明质酸酶含量更高。而在面部深层，透明质酸酶含量较少，透明质酸的半衰期较长。临床医生根据经验了解到，在面部深层注射的透明质酸填充剂要比真皮层注射的维持时间长。希望在不久的将来有更多关于透明质酸维持时间与注射深度和注射位置之间关系的研究。

透明质酸酶广泛分布于动物的睾丸和皮肤中，目前已知有 6 种类型。精子头部的透明质酸酶在精子穿越富含透明质酸的卵巢细胞外基质的过程中起到了重要的作用。因此，牛睾丸中提取的透明质酸酶广泛用于实验研究。

最具活性的人类透明质酸酶为 HYAL1 和 HYAL2。

HYAL2 将大分子量的透明质酸分解成 20 kDa（1.98×10^4 u）大小的片段。

另外，HYAL1 将透明质酸降解成四糖大小，并进一步降解成单糖，在一系列透明质酸酶（β-葡萄糖醛酸糖苷酶、β-N-乙酰氨基葡萄糖酶）的作用下被清除出体内。

透明质酸酶的药代动力学和药效学目前尚不完全明确。透明质酸酶在血液中的半衰期为 2 小时，很快会失去活性。然而其在组织中的作用时间要长

很多。透明质酸酶的失活过程也不完全明确。临床医生通常认为，透明质酸酶对透明质酸的分解能力可持续几个小时或更长时间。H. J. Kim 等将透明质酸酶注射到小鼠体内，以观察透明质酸酶分解透明质酸填充剂的作用时间。也就是在应用透明质酸酶后，观察间隔多长时间可以在同一部位继续注射透明质酸填充剂。在一项小鼠体内实验中，每点注射 0.2 ml 透明质酸，随后每点再注射 600 U 的透明质酸酶进行溶解。接下来，间隔 30 分钟、1 小时、3 小时、6 小时、12 小时、24 小时和 2 天、4 天、7 天再次注射透明质酸填充剂。每组在第二次注射透明质酸填充剂后 1 小时进行组织学检查。结果发现，透明质酸酶在注射 6 小时后，其分解透明质酸的能力消失。

从这个实验中可以看到，应用透明质酸溶解血管中透明质酸的指导原则应与溶解组织中透明质酸的指导原则有差别，这是因为透明质酸酶在遇到血液后会很快失去活性。当应用透明质酸酶处理注射填充的并发症时，如填充剂不慎被注射到血管内，透明质酸酶应该频繁多次使用，正是由于透明质酸酶遇到血液后会很快失活。

透明质酸被透明质酸酶分解成多个小片段（图6.2）。己糖胺 β 的水解作用与双糖结构有关（图6.3）。酶解后可看到透明质酸的碎片。

注射透明质酸后几个月可出现迟发性免疫反应。交联型透明质酸需要几个月才能降解，降解过程中会形成不同大小的碎片。这些事实说明迟发性免疫反应与透明质酸碎片有关。

这方面需要进一步的研究。

高分子量的透明质酸的填充效果更好并不能说明它是一种更好的填充材料。曾有厂家尝试生产出更大分子量的透明质酸，但造成很多问题，并最终从市场上召回。通常，分子量为 1.5×10^6 ~ 2.5×10^6 Da（1.49×10^6 ~ 2.48×10^6 u）的透明质酸被用来生产填充剂。

由于填充剂的生产过程包括应用交联剂进行交

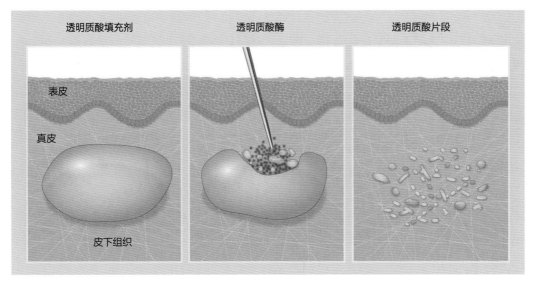

图 6.2　透明质酸酶的作用

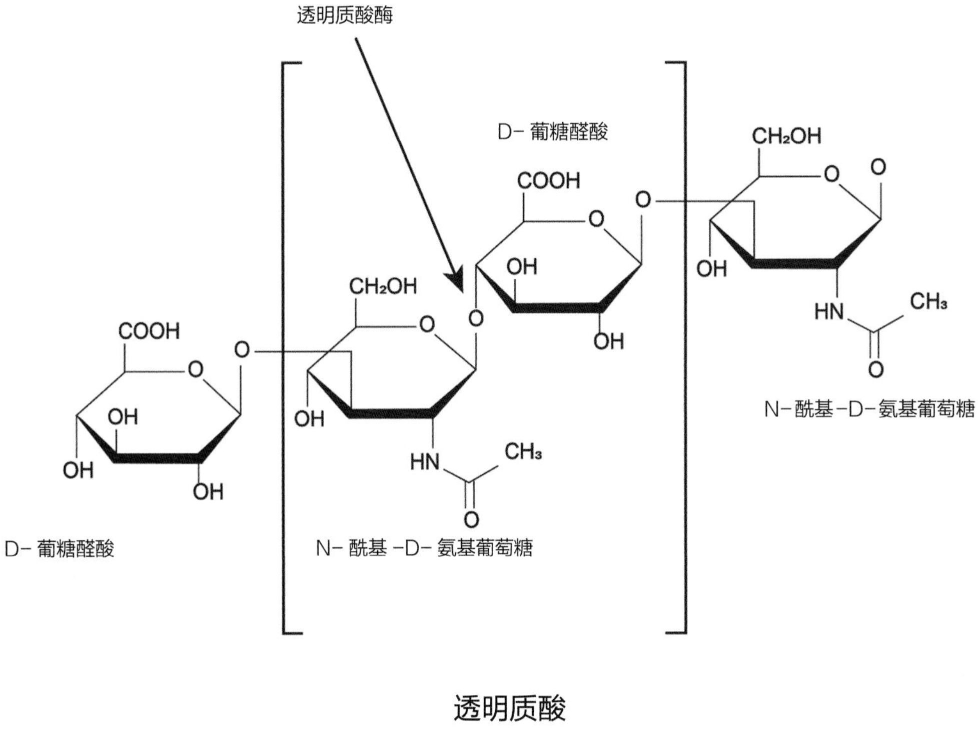

图 6.3　透明质酸酶的作用位点

联，所以不能将使用游离透明质酸的实验结果应用到注射填充中。一定要记住这一点。

6.3.2　透明质酸酶的应用

在注射填充后出现并发症时应用透明质酸酶进行溶解是超说明书范围用药。关于怎样应用透明质酸酶更有效存在很多争议。最近，一些学者达成了一项共识。

根据不同的实验结果，建立在证据基础之上的透明质酸酶的应用总结如下。

如今市场上有多种透明质酸酶。有意思的是，美国应用的主要是100～200 USP（美国药典单位，United States Pharmacopoeia）的透明质酸酶，而韩国国内应用的主要是1500 U 的透明质酸酶。

1 U = 1 USP。

在以前的研究中，笔者建议每0.1 ml 的透明质酸用3～15 U 的透明质酸酶来溶解。当然，根据并发症是单纯的结节，还是急性坏死、血管意外等，推荐的使用剂量也不同。

最近的共识建议使用高剂量的透明质酸酶，即每天应用200～300 U。如果需要重复使用，有些医生建议间隔1天，而有些医生建议间隔1小时。

笔者提出了一项循证基础上的透明质酸使用指南。这项指南是建立在临床医生的经验和科学实验的基础之上的。

透明质酸酶的正确使用原则总结如下。

- 做好透明质酸酶引起过敏反应的准备。
- 应用足量的透明质酸酶。
- 注射范围要足够广，覆盖所有怀疑缺血区域。
- 间隔1 cm 多点注射，覆盖所有怀疑缺血区域。
- 每15分钟重复注射一次。
- 注射后局部按摩。
- 当注射于结节或肉芽肿时，一定要穿透包膜，注射到肿物的中心。

以下是关于上述每条原则的理论基础的详细解释。

（1）做好透明质酸酶引起过敏反应的准备。

一些指南建议进行皮试。而在临床上，进行皮试很简单。皮试有助于治疗和预防过敏反应。或治疗前预防性应用抗组胺或激素类药物。

（2）应用足量的透明质酸酶。

笔者曾进行过一项透明质酸的降解试验，使用不同浓度的透明质酸酶来降解透明质酸。温度维持在36 ℃，以模仿体内的环境。为了只观察不同浓度的透明质酸酶的降解效果，将透明质酸酶溶解，配制成1 ml 的溶液（图6.4～6.7）。

过去透明质酸酶的推荐剂量为3～15 U/0.1 ml

透明质酸。这是假定将透明质酸酶注射到结节中央的剂量。对于急性皮肤坏死的情况，不建议使用这种剂量，这是因为血管内填充剂的降解是通过透明质酸酶渗透到血管内实现的，而不是将透明质酸酶直接注射到栓子的中心实现的。另外，透明质酸酶接触到血液后会很快失活。所以溶解结节所用的透明质酸酶的剂量与治疗急性皮肤坏死的剂量不应该相同。后者的用量自然要更大。

（3）注射范围要足够广，覆盖所有怀疑缺血区域。

这种方法用来治疗填充剂被注射到血管内所造成的大范围的组织缺血，而不是用于治疗注射填充所致的结节或肉芽肿。

注射到血管内的填充剂不会形成团块，而是顺着血管形成柱状（图6.8），填充剂会顺着血管扩散到所有缺血的区域。因此，对于将填充剂注射到血管内的病例，需要在整个缺血区域都注射透明质酸酶。

透明质酸酶对透明质酸的降解直接发生在填充剂的表面，因此需要两者直接接触。在血管并发症发生后，缺血范围沿面动脉的走行路径（图6.9）分布。

在急性皮肤坏死的情况下，如果透明质酸酶只注射到透明质酸注射的部位，治疗效果就会不理想。将透明质酸酶注射到整个缺血区域才会改善临床治疗效果。

（4）间隔1 cm 多点注射，覆盖所有怀疑缺血区域。

这种方法同样适用于血管内注射造成的急性皮肤坏死。

透明质酸酶不仅溶解注射部位的透明质酸，同样也会向四周扩散。临床上，透明质酸酶在皮肤科和眼科常用来增加药物的扩散范围。这是因为细胞外基质中透明质酸的溶解会消除药物扩散的障碍。但是由于透明质酸酶的扩散范围有限，所以需要以适当的间隔（图6.10）进行多点注射。

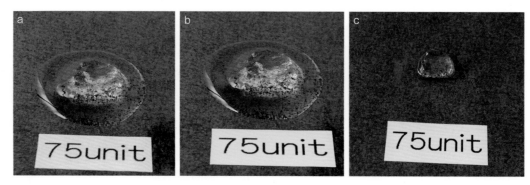

图 6.4   透明质酸溶解实验。1 ml 透明质酸＋75 U 透明质酸酶（1 ml）。a. 5 分钟；b. 1 小时；c. 24 小时

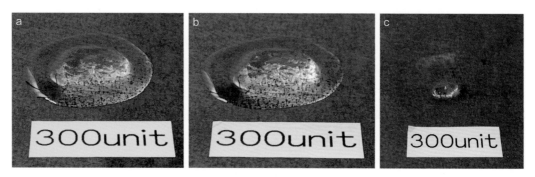

图 6.5   透明质酸溶解实验。1 ml 透明质酸＋300 U 透明质酸酶（1 ml）。a. 5 分钟；b. 1 小时；c. 24 小时

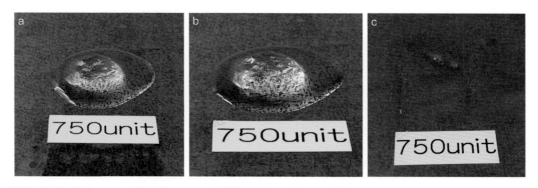

图 6.6   透明质酸溶解实验。1 ml 透明质酸＋750 U 透明质酸酶（1 ml）。a. 5 分钟；b. 1 小时；c. 24 小时

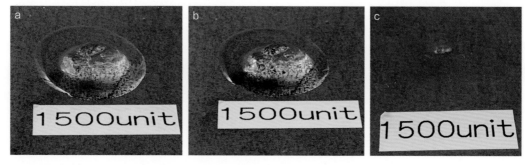

图 6.7   透明质酸溶解实验。1 ml 透明质酸＋1500 U 透明质酸酶（1 ml）。a. 5 分钟；b. 1 小时；c. 24 小时

在以往的研究中，透明质酸酶被证实可穿透血管壁（图6.11）。换句话说，在血管内注射导致的并发症的治疗中，可通过在血管周围注射透明质酸酶来溶解血管中的透明质酸，而不用直接将透明质酸酶注射到血管内。

（5）每15分钟重复注射一次。

当用透明质酸酶溶解透明质酸时，只注射一次并不能溶解所有的透明质酸。因此，需要了解到底间隔多长时间注射一次才最有效，尤其对于严重的并发症，如将填充剂注射到血管内。如前所述，透明质酸酶在组织内的活性可维持几个小时。但是在紧急情况下，透明质酸酶的最大治疗效果的维持时间要比总的透明质酸酶活性的维持时间重要得多。

Won Lee等利用兔研究了在将填充剂注射到血

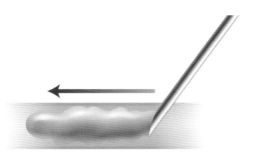

图6.8 填充剂被注射到血管内的示意图

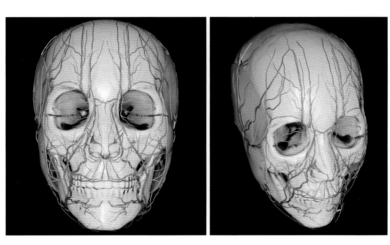

图6.9 面动脉的变异——左右两侧面动脉的走行路径不同（经 MANIAMIND 许可使用）

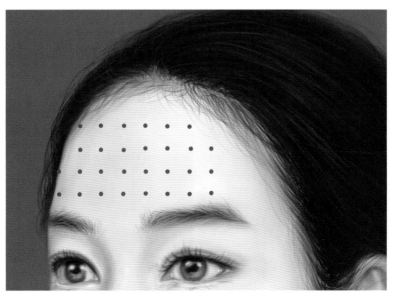

图6.10 透明质酸酶的注射间隔

管内的情况下，注射透明质酸酶的合适间隔时间。研究人员在兔的耳部制备出皮瓣，并阻断其与周围的吻合支。将填充剂注射到耳郭动脉，兔的耳部出现坏死。随后在不同的时间间隔注射透明质酸酶。

最终的实验结论见表6.4。

透明质酸酶的应用指南随时间而不断改变。过去建议每天注射1次，现在建议每隔1小时评估并注射一次。上述这项研究发现，在紧急情况下，如将填充剂注射到血管内，重复注射的时间间隔缩短至15分钟更理想。

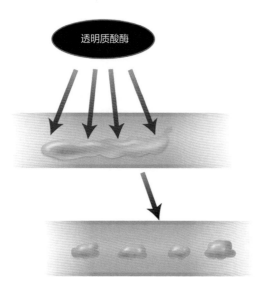

图6.11 注射透明质酸酶后，血管内的透明质酸填充剂的降解情况

表6.4　透明质酸酶的推荐使用方法

重复多次注射是有效的
注射间隔可短至15~30分钟
应用高剂量的透明质酸酶的效果更好

根据上述这些结果，笔者认为新的循证指南会很快形成。

为了对比体内和体外实验，笔者在实验室中设计了一个类似的实验。不同于体内实验，透明质酸酶降解透明质酸的效果与透明质酸酶的总用量有关。总之，一次性应用750 U透明质酸和分3次注射、每次注射250 U、间隔15分钟相比，两者之间的治疗效果没有差异。重复多次注射并没有表现出更好的治疗效果。这被认为与透明质酸酶在体内失活有关（图6.12）。

（6）注射后局部按摩。

Borders和Raftery（1968）报道了透明质酸酶的分子量为61000 Da（60518.1 u）。Khorlin等（1973）报道了透明质酸酶含有4个14000 Da（13889.4 u）的亚单位，总的分子量为55000 Da（54565.5 u）。当透明质酸酶遇到透明质酸填充剂时，会在填充材料的表面进行溶解。自然状态下，接触的面积需要足够大才能有效发挥透明质酸酶的降解作用。注射透明质酸酶后，需要通过按摩扩大接触面积。如前所述，由于透明质酸酶的活性在体内会降低，建议注射后按摩，以有效增加透明质酸酶和透明质酸的接触面。

有学者进行了透明质酸填充剂的降解实验，观察到按摩对其溶解度的影响（图6.13）。

实验条件如下。

a. 实验在36.5 ℃条件下进行，以适合透明质酸酶活性的发挥。

b. 笔者在实验过程中对透明质酸与透明质酸酶

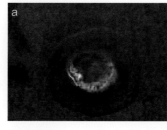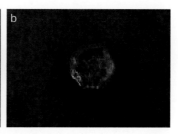

图6.12 透明质酸酶应用的体外对比试验。a.一次性应用750 U的透明质酸酶来溶解1 ml的透明质酸。b.分3次注射，每次用250 U的透明质酸酶，每次间隔15分钟（经S. THEPHARM许可使用）

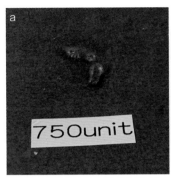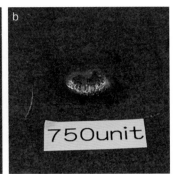

图 6.13 使用 750 U 透明质酸酶 24 小时后，按摩组与未按摩组之间降解情况的差别。a. 按摩组；b. 非按摩组（经 S. THEPHARM 许可使用）

混合后进行密封，以防止水分蒸发。

c. 用的是单相透明质酸。

d. 对按摩组和未按摩组的治疗效果进行对比。

（7）当注射于结节或肉芽肿时，一定要穿透包膜，注射到肿物的中心。

结节或肉芽肿是多种原因造成的。填充剂周围形成厚的包膜与填充剂质量不佳或机体异常免疫反应有关。

出现结节或肉芽肿时，注射透明质酸酶是首选治疗。当结节或肉芽肿周围的纤维包膜不厚时，在病灶周围注射足量的透明质酸酶，按摩后就足以达到治疗效果。如果包膜非常厚、炎症较重、伴有钙化，在肿物周围注射透明质酸酶并进行按摩的效果并不好。只有正常组织周围的结缔组织中的透明质酸被溶解，肿物并不会消散。

尽管可以考虑手术切除，但手术切除常常会在面部留下瘢痕。因此，不要轻易放弃使用透明质酸酶来进行溶解。

当用透明质酸酶治疗硬的结节或肉芽肿时，需要将透明质酸酶注射到肿物的中央，以便从内部对透明质酸进行溶解（图 6.14、6.15）。

治疗中，重要的是确认将透明质酸酶正确地注射到肿物的中央。如果注射的位置不正确，不仅肿物不会消散，同时也会造成其他副作用。

有一种方法可确认针尖位于肿物的中央。这是治疗填充剂并发症的一个重要细节（表 6.5）。

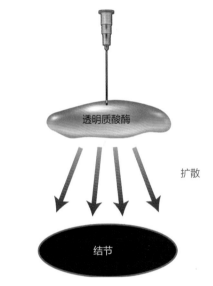

图 6.14 当将透明质酸酶注射到肿物表面时，透明质酸酶不能穿透厚的纤维包膜，从而不能将肿物清除

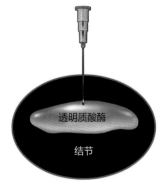

图 6.15 透明质酸酶被注射到肿物的中央。用锐针直接穿透包膜，将透明质酸酶注射到肿物中央

表6.5　如何确认已将透明质酸酶注射到肿物的中央

（1）如果针尖位于肿物的中央，注射阻力比针尖位于周围正常组织的阻力要大，注射透明质酸酶就相对困难

（2）注射成功后，会发现肿物即刻变大。如果没有注射到肿物中央，则只在肿物周围出现肿胀

（3）当注射到肿物中央时，会感到肿物变大、破裂。由于透明质酸酶被注射到肿物内，周围包膜会膨胀，最终无法抵挡注射压力而破裂

（4）如果注射正确的话，几分钟后用手推一下肿物，就会发现肿物变软、体积变小，会感觉到只留下剩余的包膜，肿物消失

6.4　球后注射技术

面部注射填充最严重的并发症是失明。失明的发生机制如图6.16所示。

发生失明后，视力能否恢复目前还存在争议。

到目前为止，应用球后注射技术治疗填充剂导致的失明还没有正式的报道。有些病例报道应用此方法获得成功，但是没有明确的证据证实确实发生了失明。

Won Lee等应用兔模型证实球后注射技术可治疗填充剂注射导致的失明。

球后注射的技术要点见图6.17～6.22。

当填充剂被注射到血管内后，不仅需要清除填充剂，还需要清除血液凝固形成的血栓。研究显示，与单纯应用透明质酸酶相比，同时应用透明质酸酶和抗凝药物的治疗效果更好。

球后透明质酸酶注射被证实是治疗填充剂注射导致的视力障碍唯一有效的方法。已知透明质酸酶可弥散进入血管壁厚度不超过1 mm的血管内，所以即使不直接将透明质酸酶注射到血管内也有效。重要的是将透明质酸酶注射到眼动脉分支和眼动脉走行的位置（图6.23），因为正是这些血管的堵塞

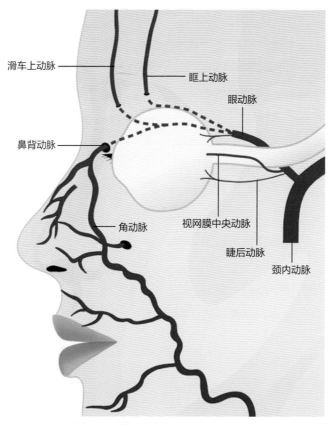

图6.16　眼球的动脉血供（经 DAEHAN 医学图书许可使用）

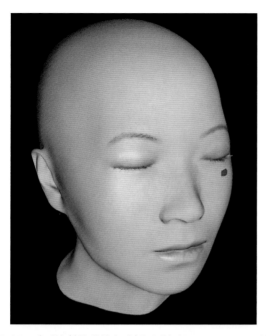

图6.17 球后注射的进针点（侧面观）（经 MANIAMIND 许可使用）

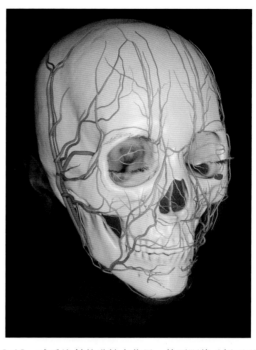

图6.19 球后注射的进针点位置：外下眶缘（侧面观）（经 MANIAMIND 许可使用）

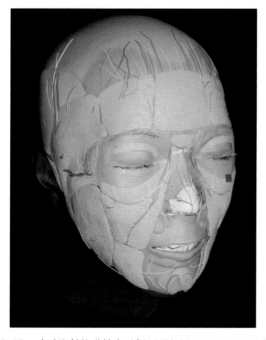

图6.18 球后注射的进针点（侧面观）（经 MANIAMIND 许可使用）

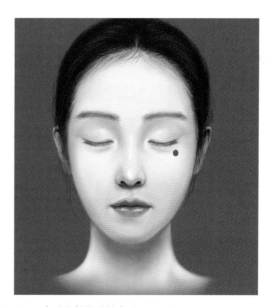

图6.20 球后注射的进针点（正面观）

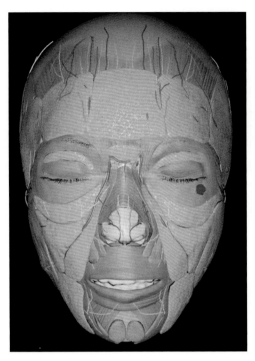

图 6.21　球后注射的进针点（正面观）（经 MANIAMIND 许可使用）

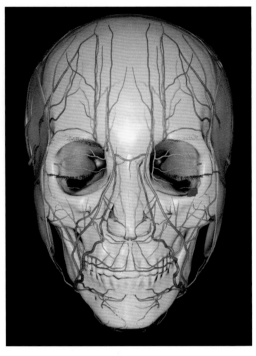

图 6.22　球后注射的进针点位置：外下眶缘（正面观）（经 MANIAMIND 许可使用）

造成了视力受损。建议针头的方向指向视神经孔，这样的话，透明质酸酶会在视神经孔和眼球后方的间隙内扩散。

关于透明质酸酶的浓度，各方观点各异。通常所用的透明质酸酶的浓度为 150～300 U/ml 生理盐水。建议每隔 15～30 分钟注射一次，因为填充剂不会立即完全溶解，且透明质酸酶可能没有被注射到正确的位置。

建议用 5 cm 23 G 钝针在外下眶缘进针（图 6.24、6.25），使钝针的末端完全接触到视神经孔。钝针更容易顺着眶内壁前行（图 6.24），而且与锐针相比，更能够预防不必要的出血。

当注射透明质酸酶时，操作者可能担心刺破眼球或血管。但即使出现这两种情况，也好于视力丧失。因此，如果怀疑出现视力障碍，建议不要犹豫，积极注射透明质酸酶进行治疗（图 6.25）。

有人倾向于找到面动脉，然后在面动脉内注射，认为这样透明质酸酶可进入眼动脉内。然而，这种方法会将填充剂进一步推向眼动脉更深处，使治疗更困难，因此不建议这样做。

根据最近的研究，通过阻断兔的眼动脉造成视力障碍后，应用透明质酸酶进行球后注射可成功使眼动脉实现再通。这项研究强力支持球后透明质酸酶注射的有效性，因此需要熟悉这种治疗方法，在紧急情况下能够立即进行注射。

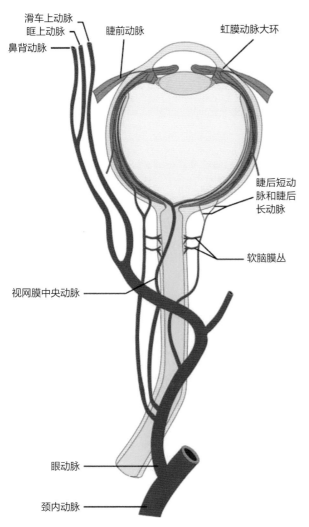

图 6.23　眼动脉和眼动脉的分支

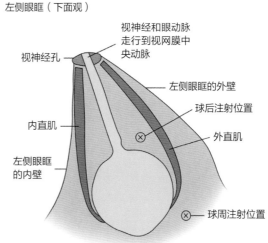

图 6.25　球后注射（绿色区域）

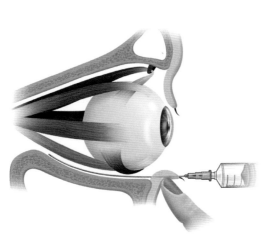

图 6.24　球后注射技术

参考文献

1. Fraser JRE, et al. Turn over and metabolism of hyaluronan. The biology of hyaluronan. CibaFound Symp. 1989;143:41−59.

2. DeLorenzi C. Transarterial degradation of hyaluronic acid filler by hyaluronidase. Dermatol Surg. 2014;40:832−41.

3. Kho I-S, Lee W. Hyaluronic acid filler and hyaluronidase Filler Complications Spingernature, pp 27−40.

4. Narins, et al. Clinical conference: management of rare events following dermal fillers-focal necrosis and angry red bumps. Dermatol Surg. 2006;32 (3):426−34.

5. Hanke CW, et al. abscess formation and local necrosis after treatment with Zyderm or Zyplast collagen implants. J Am Acad Dermatol. 1991;25(2 pt 1):319−26.

6. Hirsh et al. Successful management of an unusual presentation of impending necrosis following a hyaluronic acid injection embolus and proposed algorithm for management with hyaluronidase. Dermatol Surg 2007;33(3):357−360.

7. Glaish AS. Injection necrosis of the glabella: protocol for prevention and treatment after use of dermal fillers. Dermatol Surg. 2006;32:276−81.

8. kim et al. Vascular complications of hyaluronic acid fillers and the role of hyaluronidase in management. J Plastic Reconstr Aesthet Surg 2011;64:1590−1595.

9. Joel L, et al. treatment of hyaluronic acid fillerinduced impending necrosis with hyaluronidase: consensus recommendation. Aesthetic Surg J. 2015;35(7):844−9.

10. Stern R. Hyaluronan catabolism: a new metabolic pathway. Eur J Cell Biol. 2004;83:317−25.

11. Stern R, Kogan G, Jedrzejas M, _Solt_es L. The many ways to cleave hyaluronan. Biotechnol Adv 2007;25:537−57.

12. Fraser JRE, Laurent TE. Turnover and metabolism of hyaluronan. In: Evered D, Wheelan J (eds) The Biology of hyaluronan. Ciba Found Symp; 1989;143: 41−59.

13. Kim HJ et al. The duration of hyaluronidase and optimal timing of hyaluronic acid (HA) fillerreinjection after hyaluronidase injection. J Cosmet Laser Ther 20:1, 52−57.

14. King M, et al. The use of hyaluronidase in aesthetic practice(v.2.4) J Clin Aesthet Dermatol 2018;11(6): E61−E68.

15. Buhren BA, et al. Hyaluronidase: from clinical applications to molecular and cellular mechanism Eur J Med Res. 2016;21:5.

16. Lee W, et al. Effectiveness of retrobulbar hyaluronidase injection in an iatrogenic blindness Rabbit model. Plast Reconstru Surg. 2019;144:137.

17. Lee W, et al. Comparative effectiveness of different interventions of perivascular hyaluronidase PRS-D-19-01428R2.

18. Baley-Spindel I et al. Perivascular hyaluronidase with Alteplase as treatment for hyaluronic acid filler. Aesthet Surg J, sjz101, https://doi.org/10.1093/asj/sjz101.

19. Tansatit T, Apinuntrum P, Phetudom T. A dark side of the cannula injections: how arterial wall perforations and emboli occur. Aesthet Plast Surg. 2016;41 (1):221−7.

20. Henderson R, Reilly DA, Cooper JS (2018) Hyperbaric oxygen for ischemia due to injection of cosmetic fillers. Plastic Reconstr Surg Global Open. 6(1):e1618−3.

21. DeLorenzi C. New high dose pulsed hyaluronidase protocol for hyaluronic acid filler vascular adverse events. Aesthet Surg J. 2017;37(7):814−25.

22. Zhu GZ, Sun ZS, Liao W-X, Cai B, Chen C-L, Zheng H-H, et al. Efficacy of retrobulbar hyaluronidase injection for vision loss resulting from hyaluronic acid filler embolization. Aesthet Surg J. 2017;1−11.

23. Hwang K (2016) Hyperbaric oxygen therapy to avoid blindness from filler injection. J Craniofacial Surg, 1−3.

24. Carruthers J, Fagien S, Dolman P. Retro or PeriBulbar injection techniques to reverse visual loss after filler injections. Dermatol Surg. 2015;41:S354−7.

25. Hwang CJ, Morgan PV, Pimentel A, Sayre JW, Goldberg RA, Duckwiler G. Rethinking the role of nitroglycerin ointment in ischemic vascular filler complications. Ophthalmic Plast Reconstr Surg. 2016;32(2):118−22.